AF458669

MÉMOIRE

SUR LE

CHOLÉRA-MORBUS ASIATIQUE.

DESCRIPTION DU BAGNE DE BREST,

Avec Plan ou Tracé;

RELATION

D'une épidémie de Choléra, qui a régné en 1849,

DANS CET ÉTABLISSEMENT ;

— Comparaison avec d'autres épidémies de même nature qui ont sévi, en France, soit en 1832, soit en 1849 (Salpêtrière, Val-de-Grâce, Charité); — Tableaux relatifs : à l'anatomie pathologique du Choléra, à la durée de la maladie, aux âges, aux professions et au régime alimentaire des FORÇATS,

Par MARCELLIN DUVAL, D.-M.,

ANCIEN MÉDECIN-PROFESSEUR

A l'École de Médecine Navale du Port de Brest, Professeur de Médecine opératoire,

Officier de la Légion-d'Honneur,

Chargé en Chef du Service de l'Hôpital du Bagne.

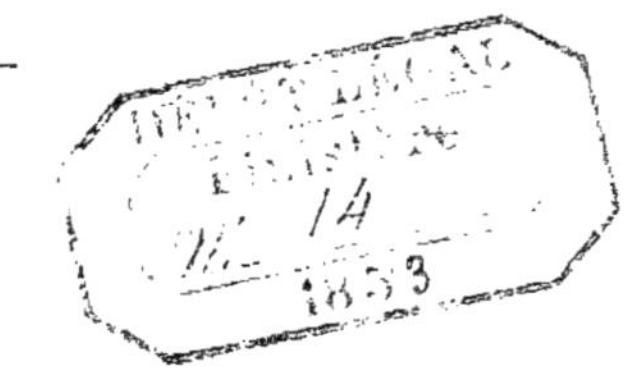

BREST,

IMPRIMERIE D'ÉDOUARD ANNER, RUE SAINT-YVES, 32.

1853.

AVANT-PROPOS.

LA publication de ce Mémoire a été retardée par le motif suivant : l'ayant adressé à l'Académie de Médecine, en Juin 1850, par l'entremise de l'honorable Inspecteur-Général de notre service, Monsieur le Docteur QUOY, j'attendais le jugement qu'elle aurait porté sur cet ouvrage, si toutefois il n'était point resté inaperçu. Mais le rapport de cette société savante pouvant se faire encore attendre, en raison des nombreuses difficultés qui l'entourent; et, d'un autre côté, l'invasion du choléra pouvant, ce qu'à Dieu ne plaise, être subite, j'ai cru devoir apporter à la science le faible tribut de mon observation.

Je saisis avec empressement l'occasion qui m'est offerte, pour rendre hommage au zèle et au dévouement des Officiers de santé de la marine, qui employés au Bagne ou à son hôpital, pendant l'épidémie, m'ont rendu facile l'accomplissement d'une tâche, pénible sans doute, mais honorable. Voici leurs noms (j'avais déjà eu l'honneur de les signaler, en temps opportun, à M. RAYNAUD, président du conseil de santé) :

MM. NOEL, Chirurgien-Major du Bagne; LE PETIT (P. B.), Prévôt de la salle des cholériques; LALLOUR, Prévôt de l'Hôpital du Bagne; LE ROY DE MÉRICOURT, TOUYON, JOURDAN, LAGARDE, GOURBEIL, HERLAULT, BERNIER, Chirurgiens; (1) MELCHERTZ, LE HIDEUX pharmaciens; PELLIET, NAÏL, SALAUN, LUCAZEAU, MORCOC et GROUX, Etudiants en Médecine.

Je ne dois pas oublier de citer les Sœurs hospitalières de la Marine, qui ont donné aux cholériques les soins les plus assidus, et dont la conduite *courageuse* a été au-dessus de tout éloge.

---

(1) Le service pharmaceutique de l'Hôpital Maritime et de l'Hôpital du Bagne était confié à l'habile direction de M. ROUX, Pharmacien en Chef de la Marine.

MÉMOIRE

SUR LE

CHOLÉRA-MORBUS ASIATIQUE.

RELATION

D'une Épidémie qui a eu lieu au Bagne de Brest en 1849, etc.

Je me propose spécialement pour objet, en écrivant ce Mémoire, de donner une relation aussi fidèle que possible de l'épidémie de choléra, qui a régné au Bagne de Brest, en 1849, depuis le 28 Septembre, jusqu'au 20 Décembre ; de tracer les caractères les plus importants de cette épidémie, et de faire ressortir les différences qu'elle nous a présentées, lorsque nous l'avons comparée à d'autres de même nature, observées ailleurs, soit en 1832, soit en 1849. (1)

Ayant traité tous les cholériques du Bagne, je dirai ce que j'ai vu, ce que j'ai observé moi-même ; car je souhaite vivement que ce rapport soit l'expression de la vérité. Puisse-t-il, à défaut de tout autre, présenter ce genre de mérite !

(1) Je n'ai pas voulu apporter de changement notable à la rédaction primitive de ce Mémoire : A part quelques additions, je le public aujourd'hui, tel qu'il a été écrit en 1850, tel qu'il a été envoyé à l'Académie de Médecine, et communiqué à plusieurs de mes confrères, entr'autres à M. le Docteur PELLARIN, ancien Chirurgien de la Marine, et à M. LE PETIT, Chirurgien de première classe.

Pour atteindre ce but, pour entourer ce travail de la plupart des garanties désirables, je me suis livré à des recherches multipliées, consciencieuses ; il m'a fallu opérer le dépouillement d'un grand nombre d'observations et de nécropsies faites sous mes yeux, le plus souvent dictées par moi.

Avant d'entrer en matière, j'exposerai succinctement l'ordre que je me propose de suivre. Après m'être occupé de la topographie du Bagne et de l'Hôpital de cet établissement, de l'itinéraire de l'épidémie dans ces localités, du nombre des condamnés, de leurs diverses catégories, de leur répartition par salles, je passerai à l'étude : 1° de la maladie elle-même (périodes, symptômes et signes, pronostic, marche, durée, réaction, convalescence, récidive, etc.) ; 2° de l'anatomie pathologique ; 3° de l'étiologie ; 4° de la nature de la maladie ; 5° de la contagion ; 6° du traitement.

Viendront ensuite plusieurs tableaux concernant : 1° l'anatomie pathologique des appareils circulatoire et digestif ; (1) 2° le mouvement des cholériques par jour, par mois, et par salles du Bagne ; leurs âges, leurs professions etc.

Topographie du Bagne de Brest.

La corderie basse servit d'abord de Bagne provisoire, et reçut, en Mai 1749, la première chaîne de *Galériens*, arrivant de Marseille. En 1752, la corderie fut évacuée, et les condamnés, au

(1) Ces deux tableaux reposent exclusivement sur les 72 nécropsies qui ont été faites sous ma direction ; les autres ont eu lieu sous celle de M. le Docteur LE PETIT, P. B. Médecin et Chirurgien d'un incontestable mérite : j'ai déjà signalé le zèle et le dévouement dont il a donné les preuves, pendant toute la durée de l'épidémie. J'ai rejeté à la fin de ce travail un autre tableau qui ne sera peut-être point dénué d'intérêt : c'est celui des forçats qui ont été atteints de scorbut, au Bagne de Brest, à partir du 1er Janvier 1849 jusqu'au 1er Janvier 1853. Depuis 5 années que je dirige le service de l'Hôpital du Bagne, j'ai contracté l'habitude d'assigner un numéro d'ordre aux hommes qui entrent pour le scorbut, la fièvre typhoïde ou le typhus, pour le choléra ; en un mot, pour des maladies d'une certaine gravité. De cette manière, la totalisation s'effectue chaque jour. Les totaux partiels du tableau des scorbutiques ont été faits, d'après les numéros d'ordre dont il a été question ci-dessus, par M. RICHER DE FORGES, Prévôt de l'Hôpital du Bagne. Quoique cela fût inutile, j'ai vérifié moi-même tous les chiffres, avant de dresser le tableau. Il n'y a d'ailleurs, dans ce mémoire, ni un tableau, ni un *mot*, qui ne m'appartiennent : *cuique suum*.

nombre de 2,000 environ, occupèrent le Bagne actuel dont la construction, faite d'après les plans de l'Ingénieur CHOQUET-LINDU, venait d'être achevée.

Le bâtiment qui renferme les condamnés fut donc édifié pour cette destination, et il remplit, il faut le dire, la plupart des conditions exigées à cet effet. Il occupe, dans le Port de Brest, un lieu élevé, domine les corderies, divers magasins placés sur la rive gauche de la Penfeld, présente une longueur considérable (près de 260 mètres), et confine, d'une part, à l'Hôpital Maritime (N.-O. du compas), et, de l'autre (S.-E.), à l'îlot de la ville, qui est circonscrit par les rues de la Mairie, Fautras, Richer, etc. Sa hauteur est de 25 mètres.

Au-devant de la façade, qui donne sur le port, s'étend une sorte de place ou de terrain assez vaste, que constituent deux rampes ou plans inclinés l'un vers l'autre, et venant se réunir à angle rentrant, vis-à-vis de l'escalier et de la porte du Bagne.

La façade opposée de l'édifice court parallèlement (Voir le plan) :

1° A une partie des dépendances de l'Hôpital Maritime, mobilier, logement des sœurs hospitalières, etc. ;

2° (Et dans sa plus grande étendue), à l'Hôpital du Bagne, qui en est séparé par une cour pavée, assez étroite, de 15 mètres environ de largeur.

Avant de continuer cette description, faisons observer que c'est dans un édifice aussi rapproché de plusieurs autres bâtiments importants, que le choléra s'est concentré pendant trois mois, et a pris droit de domicile ; exemple qui, ajouté au grand nombre de ceux déjà recueillis, prouve une fois de plus, et sur une vaste échelle, l'*installation* d'une épidémie cholérique dans certaines localités, alors que les plus voisines échappent au fléau.

Le Bagne présente un corps-de-logis central et deux ailes, à l'extrémité desquelles s'élève un pavillon qui sert actuellement de cantine.

Au centre, se trouvent les bureaux de l'Administration, le logement ou mieux la chambre de l'Officier de santé, les corps-de-garde des agents de surveillance, etc., etc.

Chaque aile a deux étages et des combles, et renferme deux salles principales.

L'aile gauche (en entrant dans le Bagne par l'arsenal), contient :

1° A l'étage inférieur, la salle N° 2 ;

2° A l'étage supérieur, la salle N° 3 ;

3° Sous les combles, le logement des incurables ou invalides (appelé salle 5), et quelques cellules (30), pour des condamnés dont l'isolement est nécessaire.

La salle 2 est divisée en deux compartiments dont l'un, moins étendu, est affecté aux forçats dits suspects ou indociles.

C'est à dessein que j'ai parlé d'abord de l'aile gauche : cette partie de l'édifice ou les salles 2 et 3 ont été, en effet, les premières envahies par le choléra, comme je le dirai à l'occasion de son itinéraire : elles sont placées vis-à-vis du mobilier, du logement des sœurs hospitalières, de la salle des blessés de l'Hôpital du Bagne, tandis que les salles 1 et 4 répondent à celle des fiévreux. Nous prenons acte de ce fait important pour le commenter à l'article contagion.

L'aile droite contient :

1° A l'étage inférieur, la salle 1 ;

2° A l'étage supérieur, la salle 4 ;

3° Sous les combles : la chapelle, l'atelier des étoupes, etc.

Chaque salle a environ 98 mètres de longueur, 15 mètres de largeur et 6 mètres de hauteur. (1)

Au milieu et dans l'épaisseur d'un mur qui la divise, (2) suivant le sens de la longueur, en deux parties égales, se trouvent les lieux d'aisance, au nombre de vingt-sept dont treize disposés par paire, en face l'un de l'autre et à petite distance (1^m,50). Les immondices vont se rendre, en défini-

(1) J'ai pris moi-même les diverses mesures indiquées dans ce Mémoire, excepté celles qui ont trait à la hauteur et à la longueur totales de l'édifice.

(2) Ce mur de refend a 1 mètre 30° d'épaisseur, et porte sur un égout qui se joint à un autre, sous le premier vestibule. On a en outre ménagé, au-dessus de chaque latrine, une ventouse qui se termine sur le toit, et a pour but d'exhaler au dehors la mauvaise odeur.

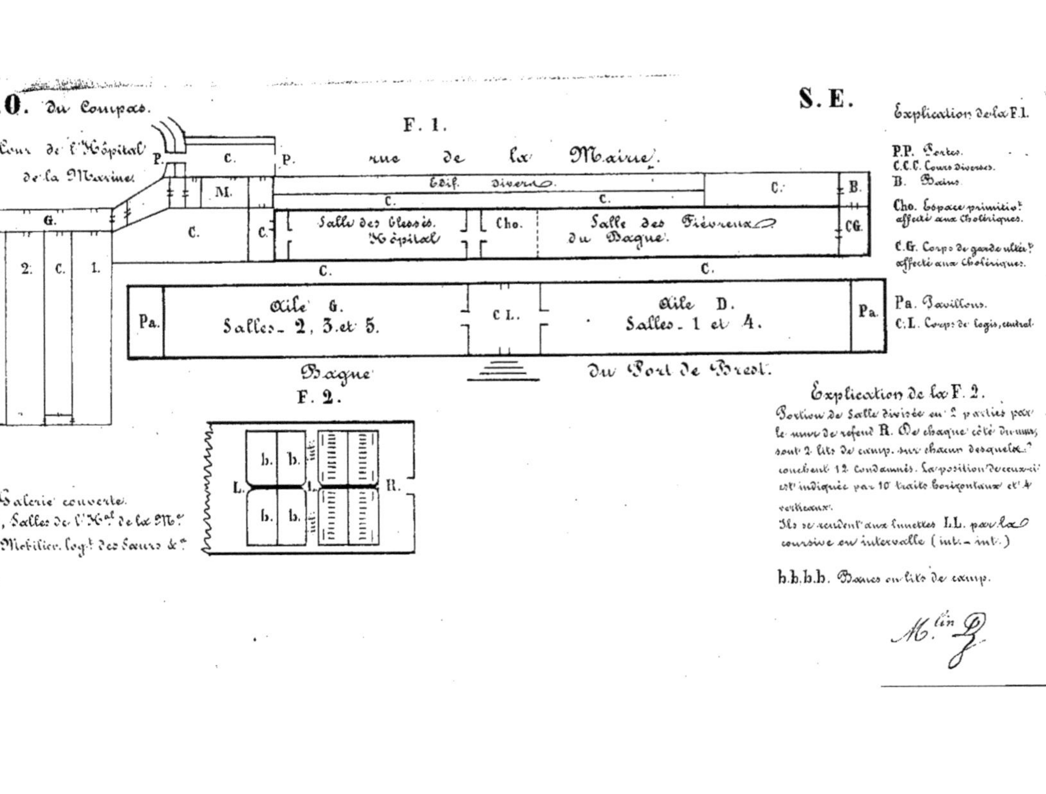

.O. du Compas.
S.E.
F. 1.
Cour de l'Hôpital de la Marine.
P.
C.
P.
rue de la Mairie.
M.
Edif. divers.
C.
C.
C.
B.
G.
C.
C.
Salle des blessés. Hôpital
Cho.
Salle des Fiévreux du Bagne.
CG.
2.
C.
1.
C.
C.
Pa.
Aile G. Salles 2, 3 et 5.
C L.
Aile D. Salles 1 et 4.
Pa.
Bagne du Port de Brest.
F. 2.
b.
b.
b.
b.
int.
int.
L.
L.
R.
Galerie couverte.
2, Salles de l'H.al de la M.e
Mobilier, log.t des Sœurs &a
Explication de la F. 1.
P.P. Portes.
C.C.C. Cours diverses.
B. Bains.
Cho. Espace primitiv.t affecté aux Cholériques.
C.G. Corps de garde ultér.t affecté aux Cholériques.
Pa. Pavillons.
C.L. Corps de logis, central.
Explication de la F. 2.
Portion de salle divisée en 2 parties par le mur de refend R. De chaque côté du mur, sont 2 lits de camp, sur chacun desquels couchent 12 condamnés. La position de ceux-ci est indiquée par 10 traits horizontaux et 4 verticaux.
Ils se rendent aux lunettes L.L. par la coursive ou intervalle (int. - int.)
b.b.b.b. Bancs ou lits de camp.

tive, à un égout qui les conduit à la mer, dans le Port même. Quoique ces lieux d'aisance soient munis de fontaines, et placés dans la direction des croisées, par conséquent d'un courant d'air, ils exhalent une odeur désagréable, lorsque la mer atteint une certaine hauteur, et que la température s'élève.

Chaque salle est en outre percée, sur ses deux faces principales, de trente fenêtres (quinze de chaque côté, faisant face les unes aux autres).

Les croisées sont placées à $2^m,20$ au-dessus de l'asphalte qui recouvre la paroi inférieure, et qui a été substitué au parquet ou plancher proprement dit, depuis peu d'années.

Pour les salles de l'étage supérieur (3 et 4), la distance n'est pas tout-à-fait de 2 mètres. Il est donc permis de penser que le renouvellement des couches inférieures de l'air ne s'effectue pas aussi rapidement et aussi facilement qu'on pourrait le désirer, surtout si l'on a égard à la disposition des lits de camp, fort peu élevés au-dessus de l'asphalte ; la partie qui correspond à la tête des hommes n'a en effet que $0^m,67$ de hauteur, et celle qui répond aux pieds, $0^m,55$.

Ces bancs ou lits de camp sont en bois, disposés par paire, dans le sens de la largeur des salles, et adossés l'un à l'autre : chacun d'eux est constitué par un plan légèrement incliné de haut en bas ou de la tête vers les pieds. Sur ce plan couchent ou peuvent coucher dix à douze condamnés. Au nombre de vingt-huit dans chaque salle (quatorze de chaque côté), ces lits de camp sont séparés par un intervalle (espèce de coursive ou de passage appelé vulgairement coursier), (1) qui conduit Lits de camp.

(1) Les ouvertures que présente le mur de refend sont couronnées d'un arceau, et situées à une distance de $4^m,50$ les unes des autres. Dans cet espace de $4^m,50$, se trouvent les lits de camp, qui répondent au mur de refend par l'une de leurs extrémités. Dix hommes sont couchés parallèlement sur chaque plan incliné, et chacun d'eux, *en supposant que le banc soit au complet*, peut disposer de 45 centimètres. Enfin, sur le bord du lit de camp, qui est parallèle au passage, existent deux compartiments distincts, dont la direction est identique, et qui constituent deux espèces de places *réservées*, objet de la convoitise du forçat.

à une ouverture de 1m,50 de largeur, percée dans le mur de refend. Cette ouverture présente à droite et à gauche une lunette, en sorte que le forçat peut se rendre aux lieux d'aisance, quoique restant enchaîné, et que les condamnés appartenant aux deux côtés de la salle y arrivent avec une égale facilité. Enfin, au milieu de chaque salle, s'élèvent une cuisine et une cambuse (6 mètres de longueur, 5 de largeur), entourées d'une grille en fer.

Les salles de l'étage inférieur (salles 1 et 2), sont plus humides que celles de l'étage supérieur, pour plusieurs motifs :

1° Du côté de la cour, elles sont presque au niveau du sol, puisque les fenêtres répondent (à l'extérieur) à une hauteur de 2m,50 au-dessus du pavé de la cour, et (à l'intérieur) à 2m,20 au-dessus de l'asphalte ;

2° Les tuyaux de conduite des eaux, qui parcourent le mur de refend de l'étage supérieur, laissent toujours échapper une certaine quantité de liquide, lequel s'infiltre dans le mur et arrive de proche en proche jusqu'à l'étage inférieur, etc.

Les diverses personnes que nous avons interrogées, s'accordent à dire que l'humidité est plus prononcée encore dans les différentes salles, depuis la substitution de l'asphalte (ou bitume) au plancher. La Salle N° 5 (ou des incurables) est la seule qui ait conservé le parquet en planches : il y a encore d'autres causes qui contribuent à la maintenir dans un état satisfaisant de sécheresse.

Topographie. Hôpital du Bagne.

Les deux salles de malades, qui constituent l'Hôpital du Bagne, occupent le premier étage d'un édifice dont la direction est identique à celle du Bagne lui-même ; elles sont placées à 4m,55 au-dessus du sol. La salle des blessés, pouvant contenir 54 lits, a 54 mètres de longueur, 6m,40 de largeur et 4m,25 de hauteur ; elle présente sept fenêtres de chaque côté : celles du côté nord ont 2m,70 de hauteur sur 1m,55 de largeur ; celles du côté sud ont 1m,65 de hauteur sur 1m,45 de largeur. Le nombre des croisées de la salle des fiévreux est de 15 de chaque côté (mêmes dimensions d'ailleurs).

La salle des fiévreux, qui a 115 lits, est contiguë à celle

des blessés et lui ferait suite, pour ainsi dire, sans la présence d'une petite pièce intermédiaire (de 4 mètres de longueur environ), aérée par deux grandes fenêtres. La longueur de la salle est de 117 mètres, sa largeur et sa hauteur sont les mêmes que pour celle des blessés.

Enfin, à l'extrémité de la salle des fiévreux, existe un compartiment distinct, qui servait de corps-de-garde depuis nombre d'années, et qui a été affecté aux cholériques, en Novembre 1849, et cela dans le but de les isoler aussi complétement que possible.

Après avoir fait connaître les localités, je crois devoir m'occuper immédiatement de l'itinéraire que la maladie a suivi dans le Bagne.

Itinéraire de l'épidémie, dans l'établissement du Bagne.

Le choléra, sous forme réellement épidémique, a débuté par la salle 2 du Bagne, qui a fourni les trois premiers malades, un le 28 Septembre, les deux autres le 29. Le 30, la salle immédiatement supérieure (salle 3) est envahie, et envoie deux cholériques. Le 1er Octobre, un homme de la salle 4 est atteint, mais légèrement, tandis que tous les autres avaient succombé jusqu'alors.

A part deux condamnés appartenant à la salle 4, un à la salle 1re, et un à la salle 5, l'épidémie continue à frapper ceux des salles 2 et 3, presqu'exclusivement, jusqu'au 25 Octobre; et, si l'on se rappelle que les salles 2 et 3 font partie de l'aile gauche, il sera impossible de ne pas reconnaître une sorte de concentration de la maladie dans cette aile de l'édifice.

Pendant les derniers jours d'Octobre et les premiers du mois de Novembre, le choléra se dissémine, semble s'éparpiller et se partager entre les quatre salles principales; mais à dater du 6 Novembre, il sévit spécialement, et jusqu'à la fin de l'épidémie, sur les salles 1 et 4, c'est-à-dire sur l'aile droite, faisant encore quelques apparitions dans les endroits primitivement envahis.

Pourquoi le choléra a-t-il débuté par la salle 2? Pourquoi s'est-il maintenu si long-temps dans les salles 2 et 3?

La salle 2 est généralement considérée comme plus insalubre, comme fournissant un plus grand nombre de malades, par conséquent ; comme exhalant une odeur plus désagréable, surtout depuis la suppression du lavoir qui existait à l'extrémité gauche ou N.-O. de la cour, et dont les eaux lâchées en temps utile, fournissaient un rapide courant destiné à entraîner les immondices de la partie de l'égout, située sous les salles 2 et 3.

M. Reynaud, Président du Conseil de Santé, a porté remède, autant que possible, et dès le début de l'épidémie, à ce grave inconvénient qui ne se reproduit pas à l'égard des salles 1 et 4. Elles jouissent en effet du bénéfice d'un lavoir placé à l'extrémité droite ou S.-E. de la cour.

La vérité nous oblige à dire que l'administration ne se fie pas aux courants d'eau pour prévenir la stagnation des immondices. Depuis bien long-temps, deux hommes descendent, deux fois par semaine, dans la partie du Bagne située sous les salles et où se trouve l'égout, pour y entretenir la plus grande propreté possible.

Invasion du Choléra.

L'épidémie, dont la description va m'occuper, semblera peut-être digne de quelque intérêt sous le rapport de la spécialité du local où elle a sévi, du nombre des condamnés atteints, et du cachet de gravité de la maladie. En effet, dans l'espace de 83 jours, nous comptons 189 cholériques sur lesquels, 76 ont été guéris, et 113 sont morts : cas légers, 12 ; de moyenne intensité, 14 ; cas très graves, 163. (1)

Déjà, en Juillet (9 Juillet) et Septembre (10 Septembre), nous avions eu occasion d'observer au Bagne, deux cas graves de choléra asiatique ; à une autre époque ils auraient produit peu de sensation, mais comme on était en droit de s'attendre,

(1) Il m'eût été facile de grossir considérablement le chiffre de nos malades : nous avons reçu en effet pendant les mois de Septembre, Octobre, Novembre et Décembre, 120 diarrhées dont plusieurs étaient accompagnées de symptômes (crampes, vomissements, etc.) qu'on aurait pu facilement rattacher à l'influence épidémique et décorer du titre de *cholérine* ou même de choléra. *La vérité avant tout.*

d'un moment à l'autre, à l'apparition de la maladie, sous forme épidémique, ils éveillèrent vivement l'attention.

« Le 25 Septembre, le choléra fit irruption dans la ville de » Brest, en frappant deux maisons séparées l'une de l'autre. » Dans l'une, place d'Orléans, quatre personnes furent » atteintes dans peu de jours et succombèrent rapidement ; » dans l'autre, Grand'rue, n° 64, 10 personnes (en 6 jours), » dont neuf moururent. L'un de ses habitants appelé à Landivisiau, succomba au bout de quelques heures, au » moment où, chez lui, deux autres personnes avaient le » même sort !.... (*Voir rapport du comité d'hygiène de Brest,* » *rapporteur* M. PENQUER.) »

Le 28 Septembre, nous reçûmes à l'Hôpital du Bagne, un cas de choléra, promptement mortel; le 29, deux autres dont l'issue fut identique. Dès lors, il ne put guère rester de doute sur l'explosion réelle d'une épidémie qui s'annonçait sous de tristes auspices.

28 Septembre, 1er jour de l'épidémie, vent de S.-E., baromètre : 28°1.' à midi ; thermomètre : mat. midi. soir. +12° 18° 15°

A cette époque, 2,662 condamnés couchaient au Bagne ; ils étaient répartis dans cinq salles de la manière suivante :

20 Décembre, dernier jour de l'épidémie, vent N.-E., baromètre : 28°8.' à midi ; thermomètre : mat. midi. soir. +1° 5° 3°

Salle 1. . . . . 618.
— 2. . . . . 596.
— 3. . . . . 618.
— 4. . . . . 613.
— 5. . . . . 217. . dont 150 dits incurables.

Infirmiers couchant à l'Hôpital, 170. { dont 165 au dortoir de l'Hôpital principal, au-dessus de la salle 26, et 5 au dortoir de l'Hôpital du Bagne.

Nous avions en outre dans les deux salles (fiévreux et blessés) de l'Hôpital du Bagne, 121 malades.

Total des condamnés 2,953, dont 2,125 à temps et 828 à vie.

Nous devons consigner ici quelques remarques d'une certaine importance, à l'égard des Infirmiers, et des salles 4 et 5 du Bagne.

1° Les Infirmiers ont une nourriture substantielle, de la soupe grasse deux fois par jour, de la viande fraîche, quarante-six centilitres de vin, etc.

2° La salle 4 renferme deux catégories distinctes ; la première se compose de condamnés dits à la salle d'épreuve, et dont le régime alimentaire est meilleur, (1) comme on le verra plus loin; la seconde, comprend des forçats dont l'alimentation ne diffère pas de celle des autres. 250 couchaient à la salle d'épreuve ; quinze ont été atteints.

3° Enfin dans la salle 5, se trouvent réunis les invalides (dits incurables), amputés, paralytiques, etc., qui sont mieux traités encore, à tous égards, que les condamnés dont il vient d'être fait mention.

A la salle 5, couchaient encore au 28 Septembre :

1° Pour raison de santé.	49	hommes.
2° Par mesure administrative.	10	—
3° En cellules.	28	—
4° Invalides.	130	—
Total des condamnés couchant à la salle 5. .	217	

DESCRIPTION DU CHOLÉRA.

Périodes. — Prodromes.

Plusieurs médecins recommandables ont constitué, dans le tableau général du choléra, une période distincte, initiale sous le nom de Prodromique.

Nous userons, quelquefois aussi, de cette épithète, dans le cours de ce mémoire, mais après avoir cherché à formuler notre opinion sur ce point de doctrine.

En 1832 (*Gazette Médicale* t. 3, n° 18) M. Guérin, appela, l'un des premiers, l'attention des médecins sur les symptômes qui précédaient, neuf fois sur dix, la maladie elle-même.

Or, quand ils existent, on ne saurait attacher trop d'importance à leur étude et à leur appréciation, dans le but de s'opposer à l'invasion du choléra ; mais ils peuvent manquer

(1) Voir, à la fin du Mémoire, le tableau relatif au régime alimentaire des condamnés.

complétement, ou être si légers qu'ils passent inaperçus. Bien plus, s'il nous était permis d'accorder à cet égard, une entière confiance aux condamnés que nous avons interrogés avec le plus grand soin, plus de *soixante* sur 189 n'auraient rien éprouvé antérieurement. Faisant une large part, à la dissimulation assez habituelle dans cette classe de malheureux, et à l'insignifiance des symptômes, (1) il reste avéré pour nous qu'une vingtaine de cas au moins, dont plusieurs ont eu lieu sous nos yeux, ont été foudroyants (2).

Lors même que des prodromes (malaise général, vertiges, etc.) s'étaient manifestés pendant un ou plusieurs jours, la scène changeait complétement de face, lorsque le choléra faisait réellement son apparition.

N'avons-nous pas vu le plus ordinairement les hommes atteints de ces symptômes précurseurs, vaquer à leurs occupations, se livrer à de rudes travaux, rester exposés pendant plusieurs heures aux vicissitudes atmosphériques, au froid humide des mois d'Octobre, Novembre et Décembre, ingérer en quantité notable les aliments les plus grossiers, les plus indigestes, etc. ?

Enfin, plusieurs fois, le choléra les a frappés après un repas copieux, pris d'un bon appétit. Allons immédiatement au-devant d'une objection qu'on pourrait faire. Les condamnés, dira-t-on, continuaient, quoique malades, à se rendre à leur travail, ou parce qu'ils craignaient de déclarer leur maladie, ou parce qu'il leur fallait remplir de nombreuses formalités pour être admis à l'Hôpital, ou parce qu'une fois entrés dans le port, ils ne pouvaient en sortir qu'après la cessation générale des travaux. On serait dans l'erreur sous tous ces rapports : des ordres avaient été donnés (et ils ont été ponctuellement exécutés) pour que l'admission à l'Hôpital fût

(1) Je me sers ici du mot *insignifiance*, non pas au point de vue médical, mais en me substituant un moment, par la pensée, à ces hommes dont plusieurs sont endurcis au mal, et ne considèrent pas comme une indisposition, quelques légers troubles nerveux, un peu de diarrhée, tout ce qui enfin ne porte pas une atteinte directe à leur énergie musculaire, et surtout à leur appétit.

(2) Exemples analogues dans *Compendium de Médecine*. — t. 1. p. 253.

aussi prompte, aussi immédiate que possible, à toute heure du jour et de la nuit.

Je crois d'ailleurs que si l'on veut parvenir à s'entendre un jour sur l'existence des prodromes, il importe de définir nettement ce terme, comme l'ont fait MM. BRIQUET et MIGNOT qui ont intitulé diarrhée, la première période. On doit donc se demander si avant celle-ci, il existe des phénomènes qui ne sont point encore la maladie elle-même, mais qui indiquent un trouble déjà produit dans la santé ; puis *spécifier* quels sont ces phénomènes.

En résumé, et afin qu'on ne se méprenne pas sur notre véritable pensée, nous dirons que l'existence des prodromes doit éveiller au plus haut degré la sollicitude du médecin, mais que dans l'historique de l'épidémie du Bagne, on n'est pas en droit de les élever au rang de période du choléra proprement dit. Serait-il bien rationnel de grouper, de confondre pour ainsi dire dans le même tableau, une sorte d'indisposition qui précède la maladie, et la maladie elle-même, surtout lorsque les symptômes les plus graves viennent si rapidement marquer son début?

Au fond, mon opinion ne diffère donc en rien de celle que M. Jules GUÉRIN a émise, et soutenue avec un remarquable talent : je m'empresse de reconnaître qu'il a bien mérité de l'art et de l'humanité.

Un grand nombre de praticiens recommandables ont d'ailleurs noté la fréquence des prodromes, même en 1849. C'est ainsi que M. BARTH a écrit, à l'occasion de l'épidémie observée à la Salpétrière : « que rarement la maladie débuta brusquement par tous les accidents qui la caractérisent : presque toujours au contraire (95 sur 100) elle *commença par la diarrhée*, etc..... » (1).

(1) M. BARTH déclare toutefois avoir observé des cas de choléra foudroyant : « Le choléra nous a présenté des différences sous le » rapport de la rapidité de son cours et de la régularité de sa » marche : *souvent* une femme, jusque-là bien portante, était prise » dans la nuit de diarrhée suivie bientôt de vomissements, de » crampes, d'un prompt refroidissement du corps et d'une diminu- » tion progressive du pouls, et, quoique l'on fît, en quelques heu- » res la malade passait de vie à trépas. » *Arch.* Sept. 1839, p. 15.

Le nombre des périodes qu'on peut admettre dans la marche du choléra varie suivant chaque auteur. Ainsi M. Fabre en décrit cinq ; MM. Delaberge et Monneret, quatre ; M. Bouillaud, deux pour le choléra grave ; M. Rostan, cinq ; M. Gendrin, même nombre ; M. Valleix, deux (période algide, période de réaction) ; Briquet et Mignot, quatre, etc. (1) Périodes.

Après avoir cherché à exprimer ci-dessus mon opinon sur la valeur de la période prodromique, je m'attacherai, dans ce Mémoire, à la description du choléra confirmé, et spécialement de la période dite algide ou cyanique (quoique la cyanose ait fait défaut plusieurs fois, en 1849, non-seulement à Brest, mais dans ses environs, — Douarnénez ; voir le rapport de M. Bretel ; — mais à Nantes, etc., etc.). Comme on le voit, la dénomination de période de cyanose n'est pas toujours à l'abri de certaines objections.

Avant d'analyser les symptômes par appareil, je rappellerai rapidement et pour mémoire, les principaux caractères du choléra grave et confirmé.

Invasion subite, (2) ou augmentation très manifeste des prodromes, faiblesse générale, état syncopal, quelquefois même *syncope* (observée dans trois ou quatre cas au Bagne), vertiges, céphalalgie (fréquente au Bagne), rarement perte complète de connaissance (observée deux fois ; a duré de dix à quinze minutes) ; bourdonnements, tintements ou bruits insolites dans les oreilles (très souvent notés au Bagne) ; — évacuations alvines de plus en plus séreuses, blanchâtres, grisâtres ou de diverses couleurs ; crampes ; diminution de force ou disparition du pouls ; refroidissement, perte d'élasticité de la peau, suppression de la sécrétion urinaire, amaigrissement, cyanose, etc., etc.

J'étudierai les symptômes dans l'ordre suivant :

1° Habitude extérieure.
- *A*. Facies cholérique.
- *B*. Amaigrissement.
- *C*. Perte d'élasticité de la peau.
- *D*. Cyanose.

(1) Voici l'ordre le plus simple à suivre dans l'étude du Choléra : 1° prodromes ; 2° périodes — au nombre de 3 : la 1re, ou d'invasion ; la 2e algide, cyanique ou asphyxique ; et la 3e de réaction.

(2) Plus fréquente pendant la nuit.

Il sera surtout question de la température à l'article calorification.

2° Appareil digestif;

3° — circulatoire;

4° — respiratoire et appareil de la phonation;

5° Calorification;

6° Sécrétions;

7° Fonctions de relation.
- *A.* Intelligence.
- *B.* Sensibilité
  - 1. générale.
  - 2. spéciale; organes des sens.
- *C.* Motilité.

HABITUDE EXTÉRIEURE.

Amaigrissement quelquefois très rapide, surtout à la face. — Nous l'avons vu disparaître avec une grande promptitude (24, 36 heures), dans certains cas suivis de réaction franche.

Face.

Face grippée, nez effilé, etc.

Pourtour des yeux déprimé; ces organes sont profondément enfoncés dans l'orbite, etc.

Perte d'élasticité de la peau.

La perte d'élasticité de la peau, la faculté qu'elle avait alors de conserver les plis; les rides qui la sillonnaient, etc., n'ont pour ainsi dire *jamais fait défaut*, surtout aux doigts, à la face dorsale des mains, aux pieds.

A peine le choléra commençait-il à se dessiner un peu nettement, que cette perte d'élasticité apparaissait elle-même.

Cyanose en 1849.

Elle a plusieurs fois précédé la cyanose, qui affectait une sorte de prédilection facilement explicable, pour ces mêmes parties éloignées du centre circulatoire. Comme quelques médecins l'ont déjà fait remarquer, la cyanose a été peu sensible ou nulle chez un assez grand nombre de malades qui ont succombé; à part un cercle bleuâtre ou noirâtre dont l'œil était entouré, à part une teinte livide ou plombée aux lèvres, aux phalanges onguéales des mains et des pieds, la peau n'avait subi aucune modification appréciable dans sa coloration. J'ai vu, en 1832, la cyanose survenir plus promptement, s'étendre sur une bien plus large surface, et se faire remarquer par sa constance. Notons, en passant, tout en tenant compte du teint

Cyanose en 1832.

hâlé des forçats, et sans avoir le moins du monde la prétention de substituer une autre dénomination à celle de cyanose, que la couleur de la peau était alors plutôt brune ou bistre que bleuâtre et surtout bleue.

Cependant, en 1832, M. BOUILLAUD a eu occasion de rencontrer quelques personnes chez lesquelles la cyanose n'existait qu'à un degré extrêmement faible, bien que d'ailleurs, sous *les autres rapports*, le choléra fût tout aussi grave.

Notons, enfin que, chez une trentaine de malades, la peau s'est recouverte, surtout à la partie supérieure du tronc, aux bras et aux avant-bras, de cette sorte d'enduit visqueux, connu généralement sous le nom de sueur froide, et si remarquable par la présence du sucre de raisin, d'après les recherches de MM. DOYÈRE, POIRSON, etc. Sueur froide, visqueuse.

APPAREIL DIGESTIF.

Langue froide, large, comme délavée, plus ou moins collante au doigt, très rarement rouge et sèche. Langue.

Soif inextinguible; c'est un des symptômes qui ont le plus tourmenté les malades : la glace, l'eau froide réussissaient quelquefois à la calmer momentanément. Nous avons, d'ailleurs, varié les liquides, et usé, tour-à-tour, de thé, d'eau de Seltz, de bière coupée, etc. Soif.

Inutile d'ajouter qu'il y avait anorexie complète, ce qui établit encore une différence tranchée entre ce qu'on intitule *période prodromique* et le choléra lui-même. Souvent, en effet, pendant cette période, l'appétit n'était pas notablement modifié, si l'on en juge d'après la déclaration de la plupart des malades, et l'énorme quantité de *matières alimentaires* qu'ils rejetaient lors des premiers vomissements. Anorexie.

Dans un grand nombre de cas, les nausées, les vomissements surtout, n'ont paru qu'après la diarrhée; ils ont rarement fait défaut. J'ai remarqué, comme beaucoup d'autres médecins de la ville de Brest, qu'assez souvent les vomissements et les selles Vomissements.

diminuaient sensiblement ou s'arrêtaient tout-à-fait, quelque temps avant l'issue funeste. Il faut donc se garder alors de porter un pronostic favorable ou de faire honneur de ce changement à quelque agent thérapeutique précédemment employé. J'ai même observé un petit nombre de cas de choléra fort graves, qui pourraient, *jusqu'à un certain point*, rentrer dans la catégorie de ceux qu'on a désignés sous le nom de *secs*, en raison de l'absence presque complète, ou de la prompte suppression des évacuations Faisons remarquer, toutefois, qu'on trouvait assez ordinairement, à l'autopsie, une quantité variable de matière ou de liquide cholérique dans le tube digestif (1).

Il est évident que lorsque l'estomac contenait des aliments au moment de l'invasion (ce qui avait souvent lieu), ils étaient d'abord rejetés. J'ai même vu quelques hommes succomber, surtout pendant les premiers jours de l'épidémie, sans avoir présenté des vomissements d'une autre nature.

Le plus ordinairement, la matière des vomissements devenait de plus en plus aqueuse, et offrait des couleurs diverses, grisâtre, blanchâtre, quelquefois légèrement teinte en jaune, ou jaune verdâtre, et même tout-à-fait verte (jus d'herbe ou vert-pré). Cette dernière couleur devenait d'une nuance moins foncée par suite de son exposition à l'air. Le contraire a eu lieu plusieurs fois, pour la teinte grisâtre, et cela, quelle que fût la nature des vases où les matières (vomissements ou selles) étaient recueillies.

Des observations anologues ont été faites, non-seulement, à l'Hôpital du Bagne, mais encore à l'Hôpital Maritime, salle 15, à l'égard des évacuations alvines de couleur primitivement grisâtre (2).

Pas un médecin n'ignore, aujourd'hui, les modifications que l'azotate d'argent apporte à la coloration des liquides contenant des chlorures, (3) comme ceux qui proviennent des voies digestives chez les cholériques. Est-il donc nécessaire d'ajouter

(1) M. GENDRIN a surtout insisté sur cette sorte de *rétention* de la matière cholérique.

(2) Épidémie de la Charité. — BRIQUET et MIGNOT, p. 138.

(3) Voir l'analyse de M. BECQUEREL, page 23.

que pour l'appréciation des couleurs noirâtre ou grisâtre, nous nous sommes mis à l'abri de cette cause d'erreur, lorsque nous avions administré ce sel à titre de médicament?

C'est ici l'occasion de faire ressortir les inconvénients que présentent certaines dénominations qui sembleraient impliquer l'impossibilité de l'existence d'une maladie, toutes les fois qu'elles ne sont pas légitimement applicables. N'est-il pas dangereux d'attacher une valeur absolue, lorsqu'il s'agit d'établir le diagnostic du *choléra*, à la couleur, à l'aspect des vomissements et des selles appelés *caractéristiques*?...

Dans plus de vingt cas, ces caractères ont fait défaut, et il était impossible de retrouver, dans la matière des vomissements, cette teinte grisâtre ou blanchâtre, ces grumeaux analogues à des grains de riz crevés, etc., etc Cependant, les symptômes les plus graves (abaissement ou nullité du pouls, refroidissement presque général, suppression des urines, etc., etc.), symptômes qui auraient pu revendiquer, à plus juste titre, l'épithète de *caractéristiques*, ne laissaient aucun doute sur le véritable diagnostic de la maladie.

La couleur était quelquefois si tranchée qu'il devenait impossible de la confondre avec le blanc ou le gris, — dans le cas, par exemple, où la matière vomie était verdâtre. Or, chez huit ou dix malades au moins, j'ai constaté cette coloration, quelquefois pendant les premières heures, d'autres fois d'une manière non interrompue jusqu'à la mort ou la réaction. Chez le nommé Moitié (n° 2310), les vomissements verts (jus d'herbes), ont continué jusqu'à la mort qui a eu lieu le troisième jour (1).

Enfin, dans un quart des cas environ, les vomissements

(1) Les déjections stomacales peuvent être ou riziformes ou blanches, ou bien de couleur vert clair et parfaitement semblables à une solution de sulfate de fer dans de l'eau. J'ai vu un grand nombre de malades qui ont succombé par suite du choléra, qui n'ont jamais rendu par le vomissement qu'un liquide verdâtre et limpide. (Wahu, *Annuaire* 1850).

M. Barth, épidémie de la Salpêtrière, Arch. Septembre 1849. « Les matières vomies, en abondance variable, étaient habituellement constituées par un liquide bilieux et verdâtre ou formées par un mélange de boissons et de mucosités claires et filantes. »

offraient une teinte grisâtre (plus ou moins foncée) plutôt que blanchâtre.

Gardons-nous néanmoins de tomber dans l'exagération ; et après avoir fait une large part aux exceptions, empressons-nous de dire que les vomissements consistaient assez fréquemment en un liquide plus ou moins analogue à celui des selles ; c'est-à-dire qu'on y voyait ou des flocons comme nuageux, blanchâtres ou grisâtres, ou des grumeaux de même couleur, se déposant quelquefois sur la paroi inférieure du vase.

J'ai dit ci-dessus que les vomissements se sont montrés presque toujours. Dans les cas exceptionnels, il y avait seulement des nausées, accompagnées d'éructations gazeuses.

Un cas d'hématémèse.

Chez le nommé LE CARPENTIER, il survint une hématémèse fort abondante, après les premiers vomissements : plus tard, un état comato-typhoïde se déclara sous forme intermittente parfaitement caractérisée ; et une sorte d'accès pernicieux, revenant vers les trois heures de l'après-midi, mit ses jours en danger. La sulfate de quinine en fit justice ; mais la convalescence fut longue et pénible.

Les douleurs dites épigastriques étaient fréquentes, et persistaient même pendant la convalescence. Rarement bornées à l'épigastre, elles se confondaient souvent avec une sensation de constriction pénible à la base du thorax, et s'exaspéraient ordinairement sous l'influence de la pression.

Une dixaine de malades ont accusé une douleur vive, dans l'un des hypochondres, un peu plus souvent à droite qu'à gauche.

Hoquet.

Le hoquet apparaissait plutôt lors de la réaction, pendant la convalescence ou la période comato-typhoïde, ou lorsque l'irritation des organes digestifs venait à prédominer (Voir l'art. *Réaction*).

Le hoquet a fatigué quelques malades d'une manière presque continue, pendant plusieurs jours : quatre, cinq et même huit ; (deux malades entr' autres, chez lesquels cepen-la guérison a été obtenue, l'ont eu pendant 8 jours).

Borborygmes.

Les borborygmes m'ont paru un peu moins fréquents qu'en 1832.

J'ai souvent constaté l'existence d'un gargouillement presque *général* ou qu'on faisait naître à volonté en palpant les diverses régions de l'abdomen : il n'était point limité à la fosse iliaque droite, comme dans la fièvre typhoïde. (1) Gargouillement

Peu intenses, à part quelques exceptions : elles ne doivent pas être confondues avec celles que peuvent déterminer des crampes siégeant dans les muscles eux-mêmes. Douleurs abdominales.

Les selles qui avaient déjà paru, assez souvent du moins, pendant la période prodromique des auteurs, sont devenues plus fréquentes et plus liquides, s'échappant même en dépit de la volonté de certains malades, qui faisaient en notre présence de vains efforts pour les retenir ; elles semblaient alors animées d'une force d'impulsion assez considérable. Selles.

Les selles contenaient souvent des flocons blanchâtres, grisâtres, quelquefois légèrement jaunâtres, sous forme de nuages en suspension dans le liquide, ou des grumeaux de mêmes couleurs, se déposant, en tout ou en partie, sur la paroi inférieure des vases.

La composition chimique des évacuations a été étudiée par MM. ANDRAL, MIALHE et MASSELOT, plus récemment encore par M. BECQUEREL (*Archives*, Octobre 1849). D'après l'analyse de six vomissements, M. BECQUEREL considère ce liquide morbide comme constitué par du sérum du sang, étendu d'une quantité d'eau variable, au milieu duquel nage de l'*Albumine* coagulée, dont les fragmens sont unis par du *mucus*, et dans lequel se trouve une proportion relativement très forte de chlorure de sodium. Se fondant sur l'examen de quatre évacuations alvines, M. BECQUEREL admet une grande analogie entre les vomissements et les selles, sous le rapport de la composition chimique, sauf l'alcalinité de ces dernières, qui est due à une faible proportion de sels ammoniacaux.

Dans plusieurs circonstances, la comparaison de riziformes, dont on a peut-être abusé, ne laissait rien à désirer sous le rapport de sa justesse. Riziformes.

Dans d'autres cas, bien plus rares il est vrai (trois seulement), les selles étaient tout-à-fait blanches, comme lactescentes.

(1) Épid. de la Charité. BRIQUET et MIGNOT, page 479.

Deux fois enfin, elles ont offert la couleur de l'eau provenant de la lavure de chairs ou rougeâtre.

Je dois reproduire ici, à l'égard des selles, les réflexions qui m'ont été suggérées par l'examen du liquide des vomissements. D'après les nuances variées que je me suis efforcé de dépeindre ci-dessus, il est évident que l'épithète de caractéristique a notablement perdu de sa valeur à nos yeux, toutefois à un moindre degré que pour les vomissements, et tant qu'il s'agit de l'épidémie du Bagne.

Odeur. Quelquefois fétide, le plus souvent un peu nauséabonde, ayant quelque chose de fade, d'autres fois nulle.

De même que les vomissements, nous avons vu les selles se suspendre ou s'arrêter quelque temps ou même plusieurs heures avant la mort.

Quoique la couleur des selles n'ait pas été aussi pathognomique qu'on serait en droit de l'exiger d'après les relations, fort bien faites d'ailleurs de beaucoup d'épidémies, il n'entre nullement dans notre pensée d'atténuer la valeur de la diarrhée ou du *dévoiement* en ce sens :

1° Qu'il est le plus ordinairement le premier symptôme dans l'ordre d'apparition de ceux qui appartiennent au choléra confirmé ;

2° Qu'il précède souvent cette maladie ;

3° Qu'enfin il est d'une fréquence, on pourrait dire d'une constance remarquable.

APPAREIL CIRCULATOIRE.

Plusieurs malades ont accusé une vive douleur dans les régions sternale et précordiale ; mais comme elle se confondait assez fréquemment avec une oppression, une anxiété respiratoire manifeste, il est difficile d'affirmer qu'elle avait réellement son siége dans l'organe central de la circulation ou dans son enveloppe.

Auscultation du cœur. Mes observations sur l'auscultation du cœur s'accordent assez bien avec celles que nous devons à MM. LÉVY et THOLOZAN, et s'éloignent par conséquent, sous quelques rapports, des résultats annoncés par M. BOUCHUT. C'est ainsi que j'ai entendu plusieurs fois, et pour ainsi dire au dernier moment de l'existence, le tic-tac du cœur, et non le simple bruit dont parle ce médecin ; ce qui ne prouve nullement d'ailleurs qu'il se soit trompé. Il est inutile d'ajouter que les battements du cœur sont presque toujours plus faibles qu'à l'état normal, et vont en s'affaiblissant de plus en plus jusqu'à la mort.

Pas plus que M. Michel LÉVY, je n'ai entendu de frottement périphérique, ni trouvé, dans les nécropsies, d'altération inflammatoire du péricarde. Les lésions anatomiques principales siégeaient sous la séreuse. (*Voir l'anatomie pathologique.* Je ne parle en ce moment que des lésions de la face externe du cœur).

Enfin, il me paraît difficile d'admettre l'explication donnée par M. BOUCHUT, à l'égard des souffles systoliques ou diastoliques du cœur, que nous avons observés quelquefois.

Les valvules ne m'ont offert, à l'autopsie, aucune trace de congestion ; elles n'étaient point épaissies et avaient conservé leur poli normal. Les causes probables de ces souffles seraient, d'après M. LÉVY : « L'encombrement des cavités du cœur, sur- » tout des cavités droites, par le sang poisseux, la formation » de *Coagula* noirs, et avant tout, une modification dans la » force ou le mode de contraction du cœur, correspondant à » des altérations de consistance de ce viscère, que nous avons » rencontrés en très grand nombre de fois. »

N'ayant pu reconnaître ou constater positivement, sur un grand nombre de sujets, ces altérations de consistance du cœur, je ne puis adopter complétement l'opinion de MM. LÉVY et THOLOZAN, et s'il me fallait assigner aux causes des bruits de souffle un ordre de priorité, je serais disposé à mettre en tête de liste, l'encombrement des cavités du cœur, par du sang poisseux, caillebotté, par la formation de Coagula noirs (1), et de ces *caillots polypiformes* résistants, jaunâtres, que nous avons

(1) Dans une observation faite par MM. Michel LÉVY et THOLOZAN, et qui a trait à l'existence d'un bruit de souffle systolique, on ne trouva point à la nécropsie de caillots fibrineux. Des coagula noirs assez consistants distendaient les cavités droites. (*Gazette Médicale*, 1849 p. 558.) Epid. du Val-de-Grâce.

si fréquemment rencontrés à la nécropsie. (Voir l'anatomie pathologique.) Mais, d'un autre côté, pourquoi ces bruits de souffle n'existaient-ils pas presque toujours, ou pourquoi étaient-ils trop faibles pour devenir nettement perceptibles à mon oreille? Il faut, d'ailleurs, avant tout, élucider la question suivante : Ces caillots se forment-ils pendant la vie? MM. Briquet et Mignot ont entrepris, dans ce but, quelques expériences. Partant de ce fait, que le siége de prédilection de ces dépôts fibrineux est le cœur droit (oreillette, artère pulmonaire), ils ont pensé que s'ils s'effectuaient réellement pendant la vie, ils persisteraient sur le cadavre, quelle que fût la position donnée à celui-ci aussitôt après la mort. Les malades qui succombèrent furent alors placés tantôt sur le côté droit, tantôt sur le côte gauche, ou bien sur le ventre. « Ces expérien-
» ces leur ont démontré que, dans ces divers cas, la situation
» des caillots fibrineux n'avait rien de constant, qu'ils man-
» quaient le plus souvent, ou qu'ils tendaient à se former dans
» la partie la plus élevée des cavités du cœur, comme dans la
» palette; la couenne, en vertu de sa densité, se forme à la
» surface du caillot. » (1) MM. Briquet et Mignot conservent cependant quelques doutes à l'égard de deux cas dans lesquels des caillots fibrineux, denses et volumineux remplissaient toutes les cavités du cœur; d'ailleurs, chez ces malades la circulation centrale avait été notablement embarrassée. J'ai observé, pour ma part, une dixaine de cas identiques sur 72, et j'avoue que le doute me semble bien légitime.

Dans la grande majorité des cas, j'ai constaté un abaissement ou une diminution manifeste de la force du pouls et, plus tard, sa disparition plus ou moins complète suivant les cas. C'est du reste, aux yeux de tous les praticiens, un des symptômes les plus importants par sa constance dans le choléra confirmé.

Malgré la promptitude avec laquelle les malades étaient transportés à l'hôpital, la plupart offraient, à leur entrée, un pouls filiforme, s'effaçant sous le doigt à la plus légère pression, et devenant promptement insensible ou nul.

(1) Loco cit. p. 321.

J'ai vu cette chute complète ou disparition du pouls radial s'effectuer dans l'espace de quelques minutes. Il est inutile de décrire longuement ici la cessation graduelle du courant sanguin, cessation, qui prenant son point de départ aux extrémités ou aux parties périphériques, se propage jusqu'au centre.

Pouls radial

Le pouls était parfois très fréquent, irrégulier : d'autres fois, il donnait, de 80 à 85 pulsations par minute, sans irrégularité notable ; en somme, je l'ai rarement vu au-dessus de 120. D'après MM. Briquet et Mignot, la moyenne du pouls a été, à la Charité, de 100 à 110 : Je crois pouvoir la fixer, en ce qui *concerne l'épidémie du Bagne*, *aux chiffres de* 95 *à* 105.

On lit dans le *Compendium de Médecine*, p. 251, tom. I., et dans la *Nosographie* de M. Bouillaud, tom. III, p. 246 : « En général, le pouls radial gauche disparait un peu plus tôt que le pouls radial droit. »

J'ai observé dans quatre cas, que le pouls radial était plus faible, plus facile à déprimer, plus filiforme d'un côté que de l'autre, trois fois à gauche, une seule fois à droite (1). Un seul de ces quatre malades a succombé ; il appartenait à la première catégorie, et le pouls radial gauche disparut chez lui, plus d'une heure avant le droit. A la nécropsie, l'artère radiale gauche avait un diamètre deux fois moins considérable que celle du côté opposé. Nous trouvâmes, en outre, du sang coagulé et même des caillots bien formés dans la sous-clavière, l'axillaire, l'humérale, gauches, tandis qu'à droite, le sang était à-peu-près liquide dans les artères du même nom.

APPAREIL RESPIRATOIRE.

Voix.

Comme on l'a remarqué dans les autres épidémies, elle était

(1) Valleix, *Guide du Médecin*, tom. V. p 450. « Sur un malade, il y a eu cela de remarquable que le pouls, insensible tout d'abord d'un côté, a été perçu de l'autre jusqu'à la fin de la maladie.

Depuis que ces lignes sont écrites, j'ai reçu dans la salle des blessés un de nos ex-cholériques, chez lequel les pulsations de la radiale gauche nous avaient offert un affaiblissement si notable. Or cette particularité existe presque au même degré, et se rattache évidemment à une différence de diamètre ou de volume des deux artères. Inutile de dire qu'il faut s'assurer d'abord si la radiale elle-même ne se dévie pas en arrière.

Altération de la voix. ou rauque ou voilée, ou même éteinte. Cette altération de la voix s'est montrée surtout chez les malades gravement atteints : Dans trois ou quatre cas cependant, on a signalé un contraste remarquable entre la bénignité de l'affection cholérique et l'extinction presque complète de la voix ; enfin, dans deux cas très graves, son timbre n'a été notablement modifié que peu de temps avant la terminaison fatale.

Quelquefois anxiété respiratoire, douleurs dans divers points du thorax: (Région précordiale surtout ou vers les attaches du diaphragme.)

J'ai observé, trois fois, une contraction fibrillaire, presque continue, des muscles du thorax, du grand pectoral entr'autres.

Le hoquet a déjà été mentionné à propos de l'appareil digestif.

L'épidémie n'a rien présenté de nouveau sous le rapport du nombre des inspirations, des signes fournis par la percussion ou l'auscultation, etc., etc.

J'ajouterai seulement que j'ai vu plusieurs fois (30 environ), la respiration devenir fréquente, difficile, anxieuse, quoique l'expansion vésiculaire se fit entendre sans le moindre rhonchus.

Air expiré. Presque toujours froid.

(Je renvoie aux analyses de J. Davy, de MM. Donné, Rayer, Doyère, etc., pour les proportions d'oxigène, d'acide carbonique, etc.)

Algorification. — Abaissement de la température. Le refroidissement du corps n'a presque jamais fait défaut, même lorsque la maladie était bénigne ; seulement alors sa durée etait moindre.

Il restait quelquefois limité à la face (aux oreilles, au nez surtout), aux pieds et aux mains. Nous avons même observé quelques cas très graves avec conservation d'une certaine chaleur au tronc, spécialement à l'abdomen.

Inutile de décrire ici le mode de progression du refroidissement ; comme celui de la Cyanose, il se trouve consigné partout. Il en est de même de la remarque suivante : tandis que la surface du corps présente un abaissement manifeste de température, plusieurs malades se plaignent d'éprouver intérieurement une chaleur brûlante insupportable, s'agitent et se découvrent sans cesse.

SÉCRÉTIONS.

La suppression de la sécrétion urinaire a souvent fixé notre attention.

La plupart de nos malades ont déclaré avoir uriné pendant la période dite prodromique, ou lorsqu'ils n'étaient qu'indisposés, tandis que l'émission et la sécrétion des urines ont *toujours été suspendues* dans le choléra confirmé. Cette suppression des urines est un des signes les *plus importants* de cette maladie ; elle joue un grand rôle dans son diagnostic, en y ajoutant toutefois l'abaissement du pouls, le refroidissement, l'altération de la voix, la cyanose, etc. Fidèle à cette manière de voir, je n'ai voulu *compter* au nombre des cholériques du Bagne, que ceux chez lesquels les urines ont été supprimées pendant *douze heures au moins*.

Nous avons vu cette suppression persister pendant deux, trois et même quatre jours. Chez quelques cholériques qui se sont rétablis, une véritable hypersécrétion a succédé à l'état opposé. Le nommé DEVAUX nous a offert un exemple des plus remarquables à cet égard Au bout de quelques heures, la vessie se distendait, formait une tumeur considérable à l'hypogastre, et il fallait recourir au cathétérisme évacuatif.

Lorsque le rétablissement de la sécrétion avait lieu, l'urine était ordinairement trouble, épaisse, et laissait déposer au fond et sur les parois du vase un sédiment blanchâtre fort abondant.

Dans plusieurs cas, l'acide azotique et la chaleur ont décelé la présence de l'albumine ; mais en général *celle-ci a promptement disparu*.

Je ne crois pas devoir reproduire ici les conclusions les de BECQUEREL ; il suffit de dire que je suis arrivé à des résultats presqu'identiques. (Voir, à l'égard de la présence de l'albumine dans l'urine des cholériques, les articles de MM. ROSTAN, LÉVY (*Gazette des Hôpitaux* 1849.), le mémoire de M. BECQUEREL (*Archives de Médecine*, Octobre 1849) ; les recherches plus récentes encore de MM. **Begbie**, **Parkes**, etc. (*Archives*, Janvier 1850).

« D'après les recherches de M. **Begbie**, la présence de l'al-
» bumine est loin de constituer le véritable caractère des urines
» cholériques. Il y a en outre une altération matérielle dans
» la constitution de ce liquide. Cette altération consiste dans
» la présence d'une très petite quantité d'urée, ou dans l'ab-
» sence complète de ce principe constituant de l'urine, et dans
» la présence de l'albumine et de la matière colorante de la
» bile. Associé uniformément à l'albumine on trouve encore,
» dans l'urine, l'épithélium sous ses différentes formes. Enfin,
» on rencontre quelques-uns des dépôts suivans :
» Urate d'ammoniaque amorphe ; Acide urique ;
» Phosphate ammoniaco-magnésien ;
» Oxalate de chaux, les deux premiers surtout. »

La présence de la matière colorante de la bile, de l'albumine de l'épithélium, et la diminution de la proportion d'urée, constitueraient des caractères que l'on ne trouve dans aucune autre maladie. (Page 86, *Archives*, Janvier 1850.)

APPAREIL DE RELATION.

Je glisserai rapidement sur les symptômes offerts par l'appareil de relation, parce qu'ils se trouvent décrits partout.

Intelligence. Est souvent restée presque intacte jusqu'aux derniers moments de l'existence : — Seulement, comme il est facile de le concevoir, la manifestation des idées était plus lente, lorsqu'on interrogeait le malade. Il y avait tantôt, chez lui, indifférence sur son état, dont la gravité lui échappait, sans doute; tantôt, au contraire, sentiment d'effroi à la pensée d'une mort prochaine.

Sensibilité générale. Exaltation évidente chez quelques cholériques, ce qui rendait difficile l'application un peu prolongée des sinapismes sur les mêmes régions. — Cependant nous avons assez souvent observé, comme quelques médecins de la ville de Brest, un état de torpeur, d'affaissement général qui conduisait le malade au tombeau, *presque sans douleur*.

Organes des sens. Œil enfoncé dans l'orbite, se réfugiant ordinairement sous la paupière supérieure, etc., etc.

Pourtour des yeux déprimé, excavé, bleuâtre, etc.

Je désire seulement arrêter un instant l'attention sur la *dilatation de la pupille*. Ce symptôme a été observé souvent, même dans des circonstances peu graves.

Vue. Dilatation de la pupille.

Lors de l'invasion, la plupart des malades ont eu des tintements d'oreilles, des bourdonnements, etc., avec céphalalgie sus-orbitaire ou frontale.

Pavillon de l'oreille froid, bleuâtre;

Ouïe.

Quelquefois, sorte de dureté de l'ouïe; j'étais obligé d'élever la voix pour être entendu: il faut cependant tenir compte, comme l'a déjà fait observer M. Valleix, de l'état de torpeur ou de coma, qui pourrait induire en erreur sur le degré réel de la surdité.

Odorat.

Nez froid, plus ou moins bleuâtre ou plombé, amaigri, effilé.

Goût.

Rien de notable.

Crampes.

Les crampes ont été très variables sous le rapport de l'intensité et de la durée. Elles ont manqué rarement et ont été habituellement plus violentes dans les cas graves. Cependant deux des cholériques qui en ont le plus souffert, et dont l'état inspirait, d'ailleurs, de vives inquiétudes, sont revenus à la vie. D'un autre côté, plusieurs se sont éteints, presque sans douleur aucune, et dans une espèce d'anéantissement torpide, comme je l'ai déjà noté ci-dessus. (1)

En général, la faiblesse musculaire était manifeste, et lorsque les malades voulaient essayer à se lever, ils chancelaient et ne pouvaient se maintenir debout sans chercher un appui. Est-il nécessaire de dire que cette débilité devenait surtout notable dans le cours de la période algide, et à mesure qu'elle progressait?

Diagnostic différentiel.

Je n'ai pas à m'occuper ici du diagnostic différentiel du choléra; je crois avoir insisté sur les symptômes et les signes caractéristiques

(1) Siége des crampes. — Membres inférieurs (mollets et pieds surtout), plus rarement dans les supérieurs; trois fois dans les muscles abdominaux; huit à dix fois région lombaire; une fois, sorte de trismus pendant 48 heures, sur un sujet qui a guéri.

Pronostic.

Pour en faire ressortir la gravité, il suffit de se rappeler que sur 189 cholériques, 115 ont succombé.

Suivant l'âge, l'état de débilité ou de force.

S'il est vrai de dire, d'une manière générale, que les hommes âgés ou débilités par des maladies antérieures, échappent rarement à la mort, nous devons déclarer aussi qu'un grand nombre d'hommes d'une constitution robuste, à système musculaire développé, n'ont pas été plus heureux. On a pu faire la même observation à l'égard de plusieurs cholériques, traités à la salle 13 de l'hôpital maritime, d'un douanier, entr'autres, et de quelques marins.

Suivant les symptômes.

En parcourant les différents appareils pour en étudier les symptômes, j'ai ordinairement signalé leur degré de gravité.

On connaît, d'ailleurs, tout le danger que révèlent l'absence du pouls, le refroidissement presque général, l'altération profonde des traits et de la voix, la tendance à se découvrir, l'existence d'une sueur froide et visqueuse, la suppression prolongée de la sécrétion urinaire, etc. — La mort, dans ces circonstances, était la règle générale, à l'hôpital du Bagne, et la guérison, l'exception : J'ai cependant compté plusieurs exceptions.

Epidémie de 1832 et 1849, à Brest.
—
Comparaison sous le rapport de la gravité de leurs phases diverses.

Si je ne me trompe, l'épidémie, considérée dans son ensemble, n'a point présenté, d'une manière aussi nettement tranchée, les phases ou périodes ordinaires, surtout au point de vue de la gravité. Il est facile, sans doute, de reconnaître la période de déclin dans les oscillations de l'épidémie pendant le mois de décembre, ainsi que dans la diminution du nombre des condamnés atteints. Mais nous avons reçu des cas, graves et même mortels jusqu'au dernier jour, tandis qu'à Brest en 1832, on perdait, il est vrai, à l'hôpital de la Marine, presque tous les cholériques au début, et dans la période d'augment, mais on en sauvait un grand nombre dans la période stationnaire ; et l'on peut dire qu'au déclin, la plupart revenaient à la santé par les seuls efforts de la nature. (Il ne s'agit pas ici, je le répète, de comparer le chiffre définitif de la mortalité dans les *deux épidémies* ; mais bien le degré de gravité suivant telle ou telle phase.)

Marche en général très rapide; plusieurs malades ont été pour ainsi dire foudroyés. — La plupart des cholériques, qui ont succombé, sont morts avant qu'on ait pu obtenir de réaction; j'en ai perdu fort peu par suite des accidents que celle-ci entraîne ordinairement après elle. **Marche.**

La durée a été variable. Plusieurs cholériques sont morts après 3, 6, 8, 10, 12 heures. (Voir le tableau relatif à la durée de la maladie. p. 78.) **Durée.**

Je n'ai pas eu occasion d'observer de choléra algide, sous forme franchement intermittente (1). Il y a eu quelquefois, mais rarement, des oscillations ou une sorte d'alternative de réactions incomplètes et d'accidents cholériques : presque toujours la maladie finissait par prendre le dessus et emporter sa victime. Sur trois hommes, cette lutte s'est prolongée pendant quatre ou cinq jours. **Formes du Choléra.**

Quelques malades, après un commencement de réaction, après la cessation des vomissements, de la diarrhée, et le rétablissement de la sécrétion urinaire, ont été repris du choléra. La plupart avaient commis un écart de régime, et cette imprudence leur a coûté la vie. **Rechutes, récidives.**

Chez deux d'entre eux, la maladie s'était annoncée sous une forme très bénigne.

Tantôt lente, tantôt rapide. C'est ainsi qu'à la suite de quelques cas graves, on a vu la convalescence se dessiner au bout de trois, quatre jours ; les traits s'épanouir; l'amaigrissement disparaître, etc., tandis que chez beaucoup d'autres cholériques, elle était retardée pendant huit, quinze, vingt **Convalescence.**

(1) Voir *Union médicale*, n° du 11 août 1849. Discussion sur le choléra intermittent, à la société médicale d'émulation de Paris. V. le Mémoire de M. Barth (déjà cité).

Je ne puis avoir ici pour objet de passer en revue les formes diverses admises par les médecins. C'est ainsi que M. Chomel en admet 4 principales : phlegmasique, nerveuse, gastro-intestinale, cyanique; M. Barth, trois : 1° colliquative. 2° spasmodique, 3° adynamique. J'avoue que dans l'épidémie du Bagne, j'ai plutôt observé des nuances que des formes bien distinctes.

jours, par l'état comato-typhoïde, ou une grande susceptibilité ou irritabilité des organes disgestifs : (Douleurs épigastriques, nausées, quelquefois vomissements, digestions difficiles, diarrhée ou constipation, etc.) Au mois de février 1850, j'avais encore, dans ma salle, trois hommes dont le rétablissement n'était pas complet.

État chloro-anémique. — Scorbut chez les convalescents.

Enfin, chez presque tous les individus dont la convalescence a marché lentement, le scorbut s'est manifesté, sous forme de piqueté ecchymotique aux membres inférieurs, avec gonflement des gencives, après avoir été annoncé le plus souvent par un état chloro-anémique, et dans plusieurs cas, par un bruit carotidien à double courant. Ajoutons que le scorbut règne, au Bagne, d'une manière pour ainsi dire endémique. (Voir à la fin, le tableau des scorbutiques).

Période de réaction.

On la trouve décrite partout. La réaction peut être franche ou renfermée dans de justes limites, et le devoir du médecin est de laisser agir la nature; ou elle dépasse les bornes, et il faut la modérer, la contenir en quelque sorte.

Des congestions s'établissent alors sur divers organes, sur l'encéphale, les poumons, etc.; ou l'irritation des voies digestives prédomine et appelle l'attention du praticien : de là différentes formes admises par les auteurs classiques auxquels nous devons renvoyer, pour éviter de fastidieuses répétitions.

Forme comato-typhoïde.

Disons, toutefois, que nous avons surtout observé la congestion vers l'encéphale, et la forme comato-typhoïde. (1) On notait alors les symptômes suivants : — Céphalalgie surtout frontale, face rouge, vultueuse, conjonctive injectée, ayant souvent offert des deux côtés, quelquefois d'un seul, une sécrétion puriforme; stupeur plus ou moins prononcée ou seulement somnolence (on parvenait alors à retirer momentanément le malade de cet état, et à obtenir de lui des

(1) Voir annuaire de WAHU, 1850. p, 58. « Moyen de déterminer » d'une manière positive, d'après M. WAHU, si l'on a affaire à cet » état comateux particulier, terminant la période algide ou à une » véritable fièvre typhoïde remplaçant les phénomènes cholériques.»

réponses justes, mais lentement exprimées); quelquefois rêvasseries plutôt que délire véritable; langue sèche, rouge, se couvrant, comme les lèvres, d'un enduit fuligineux; persistance de la soif; le plus souvent, constipation succédant à la diarrhée (j'ai été fréquemment forcé d'administrer des purgatifs ou des lavements de même nature pour provoquer des garde-robes); pouls plutôt *rare* que fréquent; j'ai trouvé plusieurs fois 55, et même 50 pulsations par minute, avec persistance de cette rareté pendant la convalescence, et d'un certain degré de plénitude de l'artère.

Constipation.

Rareté et dureté du pouls.

J'ai observé deux fois un érythème papuleux fort bien caractérisé, occupant surtout la face dorsale des mains et les avant-bras. (1) (Voir Rayer, maladies de la peau, roséole cholérique; Duplay, *Gazette Médicale* 1852; Le Goupils, *Revue Médico-Chirurgicale* et *Gazette Médicale*, 9 mars 1850. p. 182. Érythème cholérique.)

Érythème papuleux.

Lorsque la mort survenait, l'état comateux faisait des progrès jusqu'au dernier moment.

Disons pour terminer ce qui a trait à l'état comato-typhoïde, que je n'ai vu ni pétéchies, ni taches (ou mieux papules rosées lenticulaires), ni parotides. (Voir *Gazette des Hôpitaux*, 19 Mai 1849. (2)

Lorsque l'irritation des organes digestifs prédominait, la langue était fort rouge et sèche, la soif vive; des douleurs épigastriques ou abdominales intenses, des nausées, des

Congestion ou irritation des organes digestifs.

(1) Note relative à l'érythème papuleux. Comme on l'a dit bien avant nous, l'érythème cholérique termine ordinairement la période de réaction. La période *d'éruption* a duré, dans le premier cas, trois jours; dans le second, cinq; une fois, la desquamation a été peu sensible, et s'est faite par écailles furfuracées; l'autre fois au contraire, j'ai observé sur les mains, des plaques fort larges, comme dans la scarlatine. Je puis affirmer cependant, qu'il n'y avait pas eu la moindre analogie entre l'érythème papuleux primitivement observé, et la rougeur framboisée de l'exanthème que je viens de nommer.

(2) Note relative aux parotides. Dans l'épidémie de typhus, ou si l'on veut de fièvres typhoïdes graves, qui a régné au Bagne, pendant le printemps et l'été de 1849, quatre malades ont été atteints de parotides, avec gonflement énorme et suppuration abondante chez trois d'entre eux: un seul a succombé.

vomissements, en général peu abondants, mais fréquents, jaunes ou verdâtres, des éructations, des hoquets (observés aussi dans la forme comato-typhoïde) tourmentaient ou fatiguaient nos cholériques. On notait, en outre, des alternatives de constipation ou de diarrhée, la fréquence et la petitesse du pouls, de l'amaigrissement, sensible surtout à la face qui restait grippée, etc.

Congestion pulmonaire.

Congestion pulmonaire : je l'ai observée deux fois seulement dans l'épidémie du Bagne, une fois entre autres, sur un vieillard, avec complication d'état typhoïde. A l'autopsie, je trouvai les poumons splénisés. Cette affection avait marché d'une manière insidieuse, et l'auscultation seule m'avait révélé la présence de la pneumonie.

Anatomie Pathologique.

HABITUDE EXTÉRIEURE.

Toutes les nécropsies faites sous ma direction ont trait à des cholériques morts dans la période algide : elles sont au nombre de 72.

Je ne répéterai pas ce que j'ai dit sous le même titre, lors de la description de la maladie, à propos de l'amaigrissement, de la cyanose, et des différences que nous ont présentées ces deux phénomènes, en 1852 et 1849. Je m'abstiens également de parler du facies, de l'état du globe oculaire, etc....

Chaleur après le décès.

J'ai remarqué que plusieurs cadavres offraient, peu de temps après la mort, une *élévation manifeste* de température, surtout si on la comparait avec la sensation de froid que le contact de la peau faisait éprouver pendant la vie. Il s'agit seulement ici de sensations, car je n'ai point fait, à ce sujet, d'observations thermométriques (1). On peut dire enfin, d'une manière générale, que la chaleur du cadavre *se perdait lentement*.

(1) MM. Briquet et Mignot ont perçu quelquefois une augmentation de température, non seulement apparente et appréciable par le toucher, mais susceptible d'être déterminé par le thermomètre.

Mouvements musculaires.

J'ai été deux fois témoin des contractions musculaires, déjà signalées par plusieurs médecins; une fois aux membres supérieurs, avec soubresauts et mouvements d'adduction, une heure environ après la mort; la seconde fois, aux pieds et surtout aux orteils, une heure 1/2 après le décès. Dans le premier cas, le drap étendu sur le cadavre fut un peu déplacé et soulevé, ce qui effraya beaucoup la sœur hospitalière qui était à très petite distance, et suivait en ce moment ma visite du matin.

Rigidité.

La rigidité existait presque constamment à un degré prononcé; elle survenait quelquefois avec une grande rapidité (2 ou 3 heures après le décès), alors que le refroidissement était à peine sensible.

Putréfaction.

J'ai gardé pendant 5, 6 et même 7 jours, des cadavres de cholériques (1); la putréfaction m'a semblé retardée; toutefois il aurait fallu faire des expériences comparatives, ce qui m'a été impossible à cette époque.

En effet, pendant que le choléra régnait au Bagne, nous n'avons perdu, par suite d'autres affections qu'un trop petit nombre de condamnés pour permettre d'arriver à des résultats positifs; et d'un autre côté, les sujets provenant de l'Hôpital Maritime, dont les salles sont consacrées aux hommes libres, étaient tous réclamés. Il faut aussi tenir compte du peu d'élévation de la température (Octobre, Novembre et Décembre). Cependant je crois pouvoir invoquer à cette occasion des souvenirs trop récents pour être suspects : je dirai donc qu'ayant conservé pendant 4 ou 5 jours, dans les premiers mois de 1849, des hommes morts de fièvre typhoïde, la putréfaction était beaucoup plus avancée chez eux, après ce laps de temps, que chez les cholériques.

APPAREIL DIGESTIF.

Langue.

Follicules de la base ordinairement tuméfiés.

Œsophage.

Ceux du pharynx, de l'œsophage ont paru plus saillants, mais ils n'ont pas été examinés sur tous les cadavres : la partie

(1) Chez quelques-uns, la rigidité était encore assez manifeste.

inférieure de ce dernier conduit en présentait un plus grand nombre que le reste de son étendue. La couleur de l'œsophage était variable, quelquefois rosée, rarement d'un rouge vif uniforme ; *quart inférieur plus coloré.*

Couleur.

Luisant, un peu adhérent aux doigts, assez souvent sec, parcheminé en avant, contenant très rarement une faible quantité de sérosité : dans le tiers des cas, injection générale du péritoine, due surtout à des *arborisations veineuses*, *occupant le tissu cellulaire sous-épithélial.*

Péritoine.

Fréquemment on y trouvait des aliments (haricots, fèves sèches), lorsque la mort avait été rapide et que les vomissements n'avaient point tout expulsé. Ces matières alimentaires étaient tantôt à l'état d'isolement, tantôt mélangées au liquide cholérique, qui aurait mérité quelquefois un autre nom sous le rapport de son épaisseur : il ressemblait plutôt alors à une bouillie grisâtre. (1)

Estomac.
—
Matières alimentaires. Haricots, fèves sèches, etc.
Liquide cholérique.

Afin d'éviter de tomber dans de graves erreurs, il faut se rappeler les différences qui existent sous ce rapport à l'état normal, entre la partie pylorique et la partie œsophagienne de l'estomac ; il faut tenir compte de l'espèce de macération que subit la muqueuse au milieu des liquides qui la baignent, pendant le temps qui s'écoule entre l'instant de la mort et la nécropsie.

Muqueuse gastrique.
—
Degré de consistance ou de ramollissement.

Nous avons vérifié, en présence de plusieurs collègues, sur un supplicié et sur deux hommes subitement asphyxiés par l'entrée de matières alimentaires dans le larynx, la trachée et les bronches, les caractères différentiels assignés aux deux portions ci-dessus mentionnées, caractères fort bien décrits d'ailleurs dans l'anatomie de M. CRUVEILHIER; nous les rappelons succinctement.

État normal pris pour point de départ.

(1) Je n'ai jamais rencontré de sang dans l'estomac. M. VALLEIX a noté, sur un sujet, la présence, dans ce viscère, d'une petite quantité de sang *pur liquide*, qui ne paraît être autre chose, d'après ce savant praticien, que l'exagération de l'état dans lequel on trouve le liquide *rouge* et *lie de vin* : seulement alors, le sang exhalé serait mêlé à une plus ou moins grande quantité d'une autre matière. (Ouv. cité.—p. 264.)

Nous ne croyons pas nécessaire, en effet, d'insister sûr une vérité universellement reconnue : *L'anatomie pathologique ne saurait être bien faite, si l'on ne prend pour point de départ l'anatomie normale.*

« La muqueuse de la partie œsophagienne se déchire avec » la plus grande facilité, tandis que celle de la portion » pylorique est d'un tissu tellement serré que le dos et même » le tranchant du scalpel peuvent être promenés avec assez » de force sur elle sans l'entamer. Pour peu qu'il y ait de » liquide et même d'aliments dans l'estomac au moment de » la mort, la muqueuse de la partie œsophagienne, macérée, » s'en va en bouillie. . . . . » la pulpe du doigt, promenée à la surface, la détruit, etc. »

Couleurs diverses ela muqueuse gastrique.

Est-il bien étonnant, après cela, qu'on observe chez les cholériques, un ramollissement plus ou moins prononcé de la muqueuse du grand cul-de-sac, ainsi que des colorations diverses, suivant les matières que contient l'organe, leur séjour plus ou moins prolongé, suivant les effets de l'imbibition, de la stase sanguine dans les parties déclives du viscère (1), etc. ?

C'est ainsi que nous avons observé les couleurs les plus variées du grand cul-de-sac : brune, rougeâtre, ardoisée, gris-noirâtre, d'un vert très foncé, le plus souvent sous forme de larges plaques, etc. Six fois, l'estomac, le duodénum surtout et la partie supérieure de l'iléon, ont offert une teinte d'un *vert noirâtre très remarquable*, imprégnant la muqueuse, faisant corps avec elle et répandue uniformément ou par plaques. Cette espèce de couche était plus épaisse et plus foncée encore, dans l'intervalle des valvules conniventes de l'intestin, que partout ailleurs. Quatre de ces hommes avaient eu des vomissements de couleur analogue. J'ai rarement observé (sept fois) la psorentérie, dite gastrique (il me semble qu'en 1852 elle se montrait plus souvent) : quatre fois sur les sept, elle était en même temps cardiaque et pylorique, ou en d'autres termes occupait les orifices de ce nom; trois fois, pylorique, seulement.

(1) Des réflexions analogues ne sont-elles pas applicables à d'autres organes qui appartiennent au tube digestif et offrent réunies la plupart de ces conditions?

On y trouvait une quantité variable de ce qu'on appelle liquide cholérique, d'un blanc grisâtre ou jaunâtre, caillebotté ou grumeleux, etc.

Intestin grêle ; matières contenues.

Sa consistance nous a paru plus grande que celle des matières rendues pendant la vie.

J'ai rencontré quelquefois la matière plus ou moins rougeâtre, ou couleur lie de vin, dans laquelle M. DONNÉ dit avoir reconnu, à l'aide du microscope, des globules sanguins.

Matière lie de vin.

Je m'abstiens de parler : 1° de la couche comme crêmeuse, blanchâtre, recouvrant la muqueuse dans une étendue variable ; 2° des ascarides lombricoïdes ; 3° des débris de matières alimentaires, haricots, fèves, etc.

J'ai noté trois formes principales :

Couleurs de l'intestin grêle.

1° La teinte hortensia (dans presque la moitié des cas ; — le jéjunum et l'iléon l'ont offerte plus fréquemment que le reste du tube digestif : Voir à la fin, le Tableau N° 1.) ;

2° Une injection vasculaire très manifeste, se traduisant par des arborisations multipliées, et devenant graduellement d'une admirable finesse ;

3° De larges plaques, comme ecchymotiques, d'une couleur brune, livide, ou d'un rouge plus ou moins foncé, qu'on aurait pu prendre, au premier abord, pour le résultat d'une violente inflammation, mais qui étaient dues surtout à la stase sanguine. C'était plus spécialement dans les anses les plus déclives de l'intestin grêle, et dans le gros intestin, qu'on remarquait cette coloration.

J'ai vu quelquefois aussi, dans le duodénum, le piqueté noirâtre, mélanique des villosités, ou le piqueté rouge brun, signalé par M. Michel LÉVY, le 1er figurant pour le nombre 6, le 2e pour le nombre 8, sur 58 cas algides qui constituent le tableau des nécropsies présenté par ce professeur. J'ai rencontré cette altération anatomique dans une proportion relative un peu moindre.

J'ai observé, dans trois cas, l'état *macéré* dont parle le même auteur ; une fois, au duodénum et à la moitié supérieure du jéjunum, deux fois, dans toute l'étendue de cette dernière portion : c'est une teinte feuille morte ou papier gris.

Psorentérie. Elle existait dans un grand nombre de cas, surtout à la fin de l'iléon, assez souvent aussi à la partie supérieure du duodénum et même au commencement du jéjunum. J'ai observé la psorentérie générale (1), plus rarement que M. Lévy, puisque le développement des follicules de l'intestin grêle est représenté par le chiffre 20 sur 58 cas algides, tandis que je l'ai notée une dixaine de fois sur soixante-douze; mais j'ai remarqué, comme ce médecin, que les follicules du duodénum et du tiers supérieur du jéjunum, les premiers surtout, étaient plus gros et plus saillants qu'ailleurs (2).

Plaques de Peyer. Les plaques de Peyer étaient ordinairement plus visibles et *plus saillantes* qu'à l'état normal, mais sans injection, sans altération réellement pathologique.

Gros intestin. Pour éviter de fastidieuses répétitions, je renvoie aux lésions anatomiques de l'intestin grêle, lesquelles ont présenté une certaine analogie sous le rapport des arborisations, des teintes diverses, etc.

J'ai noté quatre ou cinq fois la psorentérie (à orifices noirâtres) que M. Lévy a signalée.

Pancréas. Rien de remarquable.

Foie. Nous indiquons plus loin les différences que présentaient le foie et la rate, au point de vue de l'anatomie pathologique. Dans le plus grand nombre des nécropsies, le foie était congestionné, renfermait une quantité notable de sang poisseux, s'écoulant ou ruisselant de plusieurs points du tissu de l'organe, lorsqu'on le coupait par tranches à l'aide du scalpel : la congestion augmentait à la partie postérieure.

M. Michel Lévy a trouvé le foie congestionné d'une manière notable, vingt-cinq fois sur 58 cas algides; ramolli dans toute son étendue, quatre fois, etc. Nous avons bien rarement constaté de ramollissement manifeste, surtout général :

(1) Il est utile de jeter un coup d'œil sur le tableau n° 1, concernant les soixante-douze autopsies que j'ai faites.

(2) Voir, à la fin du Mémoire, la note concernant la *psorentérie* et précédant le tableau n° 1.

sur trois ou quatre sujets, il existait un piqueté rouge brun ecchymotique, surtout en arrière et à droite. Je n'ai jamais rencontré les globules apoplectiques, décrits par M. Lévy.

Je puis dire avoir trouvé constamment une quantité très notable de bile, dans la vésicule qui était le plus ordinairement pleine, sinon distendue. (1)

La bile comparée à la bile normale (2) m'a semblé d'un vert plus foncé, presque noirâtre (vue en masse) et peut-être plus épaisse.

D'après M. Michel Lévy, la rate était notablement augmentée de volume (vingt-quatre fois), dix-sept fois un peu ramollie en même temps ; six fois elle était parsemée d'un tacheté ecchymotique rouge-brun ; trois fois enfin, elle offrait des noyaux apoplectiques. J'ai cité ces chiffres, parce que nos observations s'accordent mieux avec celles de MM. Laugier, Rochoux, Delarroque, etc. ; c'est-à-dire que la rate était flétrie, ridée, comme exsangue, surtout si on la comparait au foie : si on la coupait par tranches, à l'aide du scalpel, on ne voyait pas le sang ruisseler de son tissu, comme de celui de l'organe que nous avons choisi pour terme de comparaison ; enfin, elle paraissait généralement rapetissée. C'est à dessein que je m'exprime, à ce dernier égard, d'une manière dubitative. Suivant nous, il faudrait, pour procéder logiquement et affirmer qu'il y a eu diminution ou augmentation du volume de la rate, percuter l'hypochondre gauche, avant l'invasion du choléra : or, c'est ce qu'il m'a été impossible de faire, vu que cette invasion avait déjà eu lieu, lors de notre premier examen. Je me dispense de donner ici le terme moyen des dimensions assignées à la rate Rate.

(1) Si mes observations sur l'état du foie diffèrent un peu de celles de MM. Briquet et Mignot, nous sommes parfaitement d'accord à l'égard de la vésicule : « à la coupe du foie, on ne voyait ruisseler qu'une très minime quantité de sang,..... la vésicule était ordinairement distendue par une grande quantité de bile, et *cependant les conduits excréteurs* de la bile étaient toujours libres. » Ouvr. cité, p. 409 et 410.

(2) *Gazette Médicale*, 1851, p. 435, *expériences sur des suppliciés*, par MM. Mlle Duval, Rochard et Petit.

par M. PIORRY, tout en reconnaissant hautement les avantages de la plessimétrie. Je me borne à dire que nous avons rencontré chez les condamnés dont nous faisions les nécropsies, des rates de volume variable, ce qui tenait, pour quelques-uns du moins, à des causes qu'il serait trop long d'énumérer dans ce Mémoire.

Comparaison avec les lésions anatomico-pathologiques dans la fièvre typhoïde — Épidémie de typhus au Bagne, en 1849.

Si c'était ici le lieu, il y aurait une curieuse comparaison à établir entre l'état de la rate, dans le choléra, et à la suite de la fièvre typhoïde; entre les altérations anatomiques des plaques de PEYER, des ganglions mésentériques, si rares dans la première de ces affections, si fréquentes dans la seconde où l'on observe en outre la turgescence; la friabilité du tissu de la rate; le gonflement, le ramollissement et même la suppuration des ganglions mésentériques; la tuméfaction, l'ulcération des follicules agminés, etc., etc. Cependant, j'ai eu récemment occasion de constater, une dixaine de fois au moins, *l'absence complète* de lésion, appréciable à la vue, des follicules isolés ou agminés, pendant une épidémie de *Typhus*, (ou, si l'on veut, de fièvres typhoïdes,) qui a régné, au Bagne, en 1849 (Mars, Avril, Mai, Juin, Juillet et Août). Sur 102 hommes gravement atteints, 51 ont succombé, plusieurs au 7e, 8e, 9e et 10e jour de la maladie. Mon attention, (ainsi que celle des officiers de santé de l'hôpital) fut vivement excitée par ces circonstances peu ordinaires, et je puis affirmer que le tube intestinal a été examiné par moi avec le plus grand soin. (1)

APPAREIL CIRCULATOIRE.

Péricarde.

Il contenait plus souvent de la sérosité que les cavités pleurales. Il y avait quelquefois absence complète de liquide : dans tous les cas, quantité minime; on le rencontrait surtout à la partie postérieure (par conséquent la plus déclive), laquelle contrastait par un certain degré d'humidité avec la sécheresse de la face antérieure de la membrane.

Ecchymoses sous-séreuses.

Les ecchymoses de la face externe du cœur constituent une des altérations pathologiques les plus intéressantes à étudier.

(1) M. le docteur MORAS, chirurgien de 1re classe de la marine, a consigné, dans une thèse remarquable, des faits analogues.

Nous les avons presque toujours rencontrées, surtout à la face postérieure de l'organe sur le bord droit, sur le sillon auriculo-ventriculaire, puis sur le sillon interventriculaire. Comme on l'a dit avant nous, elles ont une sorte de prédilection, qui s'explique fort bien d'ailleurs, pour les parties riches en vaisseaux. Dans les nécropsies de nos cholériques, cette lésion s'est présentée à nos yeux sous forme d'un véritable piqueté, constitué par des extravasations sanguines, d'une teinte rouge-brun, noirâtre ou violacée, plus ou moins régulièrement arrondies, ayant terme moyen de 2 à 4 millimètres de diamètre, et siégeant sous la séreuse du cœur. (1)

Cœur droit ordinairement distendu par le sang.

Les deux cœurs, surtout le droit, renfermaient du sang. Les cavités de ce côté, spécialement l'oreillette, étaient ordinairement distendues par du sang qui semblait composé de deux parties non isolées sans doute, mais d'un aspect un peu différent ; l'une prédominante, comme poisseuse, comparable à de la gelée de groseille ou à du raisiné; l'autre plus liquide, comme sirupeuse. La couleur générale était très foncée, presque noire, brillante comme si elle avait été recouverte d'un vernis.

Cavités gauches

Le sang contenu dans les cavités gauches offrait moins de consistance, et comme nous l'avons indiqué déjà, sa quantité était moindre qu'à droite.

Caillots fibrineux, polypiformes surtout à droite.

Dans quelques cas très rares (et surtout lorsque la mort avait rapidement frappé sa victime), le sang plus liquide, même à droite, présentait, à un degré beaucoup moins prononcé, cet aspect *gelée de groseille*, déjà signalé ; et on ne rencontrait pas, *comme ordinairement*, ces caillots fibrineux, polypiformes, plus ou moins jaunâtres, souvent d'une assez grande consistance, résistant à la pression du doigt, sur lesquels s'est fixée, à diverses reprises, l'attention des médecins de la marine, témoins des nécropsies de nos cholériques.

Ces caillots existaient surtout à droite, se prolongeaient dans l'orifice auriculo-ventriculaire, la veine cave-supérieure, et spécialement dans l'artère pulmonaire où l'on pouvait quelquefois

(1) V. *Gaz. Médic.* Juillet 1849. — Lévy et Tholozan.

les suivre, sous la forme de cylindres d'une longueur variant de 5 à 10 centimètres, et d'un diamètre égal ou presqu'égal à celui du vaisseau.

A gauche, les caillots faisaient quelquefois défaut. Ceux qui s'y trouvaient, et qui occupaient surtout l'aorte, étaient moins volumineux, moins étendus, moins fermes ou consistants que ceux observés à droite.

Degré de consistance du tissu musculaire du cœur.

Dans quelques circonstances, il nous a semblé avoir perdu de sa cohésion, mais fréquemment il était difficile de se prononcer à ce sujet. Nous avons d'ailleurs adopté, pour principe (et cela surtout, depuis que nous avons étudié quelques organes à l'état pour ainsi dire normal, chez des suppliciés (1) ou sur des personnes rapidement enlevées par des causes traumatiques), d'être fort réservé et de savoir douter, avant d'admettre ces ramollissements du tissu du cœur, de la muqueuse gastro-intestinale, de la pulpe cérébrale, de la moelle, etc. Il ne s'agit nullement de nier leur existence, mais de combattre l'abus qui consiste à les voir partout.

Examen de l'état normal sur des suppliciés.

Maintenant, il sera peut-être curieux d'établir un rapprochement entre nos observations et celles de MM. Lévy et Tholozan. Je me borne à transcrire les analogies; les différences surgiront d'elles-mêmes : « L'absence presque absolue de *noyaux fibri-» neux ou de concrétions plastiques dans les cavités du cœur,* » la facilité avec laquelle la fibre musculaire perd sa cohésion » et s'écrase, sont des faits à-peu-près constants, et qui ont été » rencontrés avec le même chiffre de fréquence dans l'état » algide et dans l'état torpide. . . . .

. . . .

. . . .

» On connait les qualités physiques du sang chez les cholé-» riques. Celui qui, après la mort, distend les cavités du » cœur, et surtout les cavités droites, est ordinairement en » gros caillots rouge-brun et mous. Les cavités gauches,

(1) *Gaz. Méd.*, n° 28. 12 Juillet 1851. Exp. sur des suppliciés, par MM. Mlin Duval, Rochard et Petit.

» rarement remplies, jamais distendues, contenaient toujours » plus de sang liquide que les cavités droites, etc.

» Le ramollissement (ou plutôt la friabilité du cœur) était » plus marqué au ventricule gauche qu'au ventricule droit, » etc. . . . . »

Suffusions sanguines de la face interne du ventricule gauche.

MM. Lévy et Tholozan parlent aussi d'ecchymoses ou suffusions sanguines de la face interne du ventricule gauche, ventricule qu'elles occupent presque exclusivement; et, suivant eux, la raison anatomique de cette sorte de prédilection réside dans la grande vascularité de ses parois. Je n'ai pas eu occasion de voir très fréquemment, et d'une manière bien manifeste, la lésion anatomico-pathologique dont il est ici question : son existence ne saurait d'ailleurs être révoquée en doute, puisqu'elle a été constatée par des observateurs d'un aussi grand mérite.

Système veineux.

Le système veineux était habituellement gorgé, distendu par un sang visqueux, noirâtre, poisseux, demi-coagulé, formant même quelquefois, dans les grosses veines, un caillot assez consistant. Le sang contenu dans les artères était en quantité moindre et un peu plus liquide : en faisant une ouverture à l'aorte abdominale, et en pressant sur l'aorte thoracique, il nous est arrivé fréquemment d'en voir sortir en abondance. On n'est donc pas en droit de dire, au moins dans certaines épidémies, « que le sang contenu dans le système artériel est en petite quantité, et surtout que les artères sont vides ou presque vides. »

Artériel.

J'ai examiné, sur un grand nombre de sujets, les artères tibiales postérieures; or, ces vaisseaux eux-mêmes renfermaient presque toujours un peu de sang : on peut juger par là de l'étendue dans laquelle s'opère la stase de ce liquide (1).

(1) Examen physique du sang. J'ai plusieurs fois exposé à l'air, après l'avoir étendu en couches aussi minces que possible, une certaine quantité de sang que je venais de retirer des cavités du cœur : la teinte est devenue, *lentement* il est vrai, un peu moins foncée, un peu rouge en un mot. Voir pour l'analyse du sang — Rayer (*Gazette Médicale*, 1832. n°s 46, 61), — ainsi que les travaux de Donné,

APPAREIL RESPIRATOIRE.

Muqueuse du larynx, de la trachée-artère et des bronches.

Ordinairement, coloration rougeâtre ou d'un brun foncé, ou livide, en un mot traces de congestion ; follicules plus développés qu'à l'état normal, contenant une matière pultacée qu'on fait sortir aisément par la pression. La paroi postérieure de la trachée présente assez souvent une teinte brune ou même noirâtre ; enfin, sa partie inférieure peut être fortement injectée, alors que la supérieure l'est à peine. M. LÉVY avait déjà fait des remarques analogues.

Plèvres.

J'ai quelquefois vu les ecchymoses sous-pleurales notées par M. Michel LÉVY. Il y avait presque toujours absence de sérosité dans les cavités formées par ces membranes qui étaient souvent collantes, poisseuses aux doigts, sans que nous ayons pu cependant isoler cette sorte d'enduit, comme quelques médecins l'ont fait.

Poumons.

Ont quelquefois *paru* affaissés sur eux-mêmes ; et alors il y avait un intervalle d'un à deux travers de doigt entre les parois thoraciques et ces organes qui étaient congestionnés, *surtout à la partie postérieure* ou déclive, et renfermaient un sang noir, sirupeux, assez souvent grumeleux, s'écoulant avec lenteur lorsqu'on incisait le parenchyme pulmonaire.

MAGENDIE, BOUILLAUD, LECANU, ROSE, THOMPSON, BECQUEREL (*Arch. de Méd.* oct. 1849), GARROD, etc.

Résumé de l'analyse de M. BECQUEREL : diminution de la quantité proportionnelle d'eau ; augmentation des matériaux solides. La moyenne de ceux-ci s'élève à 110 et 113, au lieu de 80 à 85 pour 1,000. Le sang et surtout le sérum sont plus denses : assez ordinairement, l'albumine du sérum a diminué ; la proportion des globules est devenu plus considérable ; il en est de même à l'égard : — des matières grasses surtout, des matières extractives, des divers sels (chlorure de sodium, etc.). L'analyse de M. GARROD présente une certaine analogie avec la précédente. Voici les différences : 1° augmentation de l'albumine dont la proportion, d'après BECQUEREL, est moindre ou reste la même ; 2° présence de l'urée dans le sang des cholériques, surtout pendant la période de réaction ; il n'est pas fait mention des matières grasses.

Dans quelques circonstances, les poumons prenaient assez rapidement, à l'air, une teinte rouge qui contrastait avec la couleur noirâtre du sang, ci-dessus signalée : cette teinte rouge apparaissait dans les points intermédiaires à ceux où se voyait le suintement noir que fournissaient les gros vaisseaux de l'organe.

Je n'ai jamais eu occasion de rencontrer l'apoplexie lobulaire, ni la congestion mélanigène observées par M. Lévy. (*Gazette Médicale*, 4 Août 1849.)

APPAREIL URINAIRE.

Ils étaient congestionnés chez plusieurs sujets ; leur teinte, surtout celle de la substance tubuleuse et des mamelons variait du rouge-brun ou violacé au rouge plus ou moins vif. Cette dernière nuance appartenait plus spécialement aux mamelons. Reins.

J'ai vérifié plusieurs fois ce qu'on lit dans la plupart des articles consacrés au choléra : Les mamelons laissaient suinter à la pression une matière blanchâtre, quelquefois jaunâtre, crêmeuse ou puriforme (1). J'ai vu, mais bien plus rarement qu'en 1852, une matière analogue tapisser l'intérieur du bassinet, des uretères et de la vessie. Comme tous les médecins le savent, ce dernier viscère est contracté, enfoncé dans le bassin, et vide, tandis que la vésicule biliaire renferme une quantité considérable du liquide dont elle est le réservoir. Ce n'est pas à dire pour cela que la sécrétion de la bile continue, tandis que celle de l'urine est tarie; mais on est en droit de se demander pourquoi l'écoulement de la bile qu'on trouve à l'autopsie, dans la vésicule, ne s'est pas effectué. Je fais grâce des hypothèses proposées pour résoudre ce problème. Vessie.

SYSTÈME NERVEUX.

Sinus gorgés de sang noir, visqueux. Crâne.

(1) Voir ouvr. cité : Briquet et Mignot, p. 412. Dépôts d'acide urique dans les tubes urinifères des reins, 13 fois sur 35 sujets.

Crâne. Pas d'altération notable de la dure-mère et de l'arachnoïde. Injection fine (surtout veineuse) de la pie-mère, quelquefois avec ecchymoses et suffusions séro-sanguines.

Cerveau. Lorsqu'on incisait sa substance, on remarquait souvent que les capillaires laissaient échapper du sang sous forme de gouttelettes nombreuses, ce qui lui donnait un aspect sablé ou pointillé. On a aussi observé une teinte rosée générale, plus souvent partielle, des piquetés à grains plus ou moins fins et plus ou moins rapprochés, des substances corticale et médullaire. Les altérations de la première substance ont paru plus fréquentes à M. Lévy ; c'est aussi ce que j'ai constaté pour ma part.

Consistance normale. Je n'ai pas reconnu de modification notable dans la consistance du cerveau, du cervelet, du mésocéphale ou de la moelle épinière.

Nerfs pneumo-gastriques, ganglions semi-lunaires. Les nerfs pneumo-gastriques, les ganglions semi-lunaires ne m'ont rien présenté d'anormal.

APPAREIL LOCOMOTEUR.

Muscles. Les muscles étaient généralement d'une teinte rouge plus foncée qu'à l'ordinaire. Leur tissu est-il plus mou, s'écrase-t-il, se déchire-t-il plus facilement que dans l'état normal, est-il poisseux, comme on le lit dans le *compendium de médecine* (tome 1 page 257); c'est ce que je n'ai pas toujours vu d'une manière évidente? (1)

Os. Dents. J'ai retrouvé plusieurs fois la coloration rouge des os et même des dents, qui a été mentionnée d'abord par M. Bégin.

(1) Cependant j'ai vu sur quatre sujets, des ruptures incomplètes, mais multiplés, siégeant dans la portion interne du triceps fémoral : elles occupaient surtout la face profonde du muscle. Sur un cinquième sujet, le petit pectoral était divisé verticalement, vers son milieu et dans toute son épaisseur, du côté droit seulement. Rien ne prouve que ces ruptures aient eu lieu pendant la vie, et je m'empresse de signaler ici, comme une cause puissante de tels effets, les mouvements que nos servants d'amphithéâtre ont l'habitude d'imprimer aux cadavres qui doivent servir aux manœuvres opératoires, et qui présentent une rigidité musculaire prononcée. Or la plupart de ceux dont il s'agit se trouvaient précisément dans ces conditions : toujours est-il qu'il y avait, chez eux, une *certaine fragilité musculaire*.

Il faut se rappeler toutefois, qu'à l'état normal chez les adultes, tous les os du tronc contiennent, dans les aréoles du tissu spongieux, une substance médullaire très vasculaire, qui donne à ce tissu une couleur rouge plus ou moins foncée : chez les enfants la même disposition se rencontre dans tous les os (1). Cette couleur ne peut donc être assignée comme caractère anatomique d'une maladie, qu'autant qu'elle se montre sur les os des membres d'un adulte.

ÉTIOLOGIE.

La cause spécifique du choléra m'est tout-à-fait inconnue, et parmi les causes prédisposantes, figurent de ces données vagues, en quelque sorte banales, puisqu'on les reproduit à l'occasion de la plupart des épidémies. **Étiologie.**

J'ai tenu note, jour par jour, de la température, de la direction des vents, des variations de l'atmosphère, etc. **Température, direction des vents ; hauteur barométrique.**

Or, ces conditions diverses n'ont pas exercé de notable influence sur le degré d'activité ou de ralentissement de l'épidémie du Bagne.

J'ai même fait remarquer à quelques collègues, que nous avions reçu bon nombre de cholériqnes, par un temps très froid, ce qui n'infirme d'ailleurs, en aucune manière, l'observation faite à Paris et dans d'autres localités, en 1849, sur l'augmentation des ravages de l'épidémie, par suite de l'élévation de la température. Je veux dire seulement que, dans l'espèce, le froid ne les a pas arrêtés. Puis-je oublier, d'une autre part, que j'ai eu à traiter les cholériques des villages de Lézardrieux et de Ploudaniel (Côtes-du-Nord), pendant les mois de Novembre, Décembre 1852, et Janvier 1855? Mais il est bien permis de se demander si la maladie n'eût pas été plus meurtrière encore au Bagne, et dans les localités ci-dessus désignées, dans le cas où la chaleur de l'atmosphère fût venue à son aide.

On voit figurer dans les ouvrages classiques et dans les relations des diverses épidémies, au nombre des causes prédispo- **Causes prédisposantes**

(1) Nélaton. *Path. ext.* t. 1. p. 587.

santes, la misère, les privations, l'insalubrité des habitations, l'intempérance, les alternatives de la chaleur et du froid, le refroidissement brusque de la surface du corps, l'emploi de substances indigestes, etc.

Nous retrouvons chez les condamnés plusieurs de ces conditions favorables, il est vrai, au développement de la plupart des épidémies, mais impuissantes à nous expliquer pourquoi — Le choléra éclate au Bagne et y sévit d'une manière spéciale, en 1849, tandis qu'il l'épargne pour ainsi dire en 1832 et 1834 (1), et s'appesantit sur la ville de Brest et ses environs.

Causes prédisposantes relatives aux forçats.

Nous devons cependant signaler : une alimentation grossière, ayant pour base des substances indigestes, quelquefois avariées; la privation de viande fraîche ; l'agglomération d'un grand nombre d'hommes, couchant à petite distance, sur des espèces de lits de camp peu élevés, dans des salles vastes, sans doute, mais qui laissent à désirer sous le rapport de leur état de sécheresse, de l'absence complète d'émanations méphitiques, et du renouvellement incessant de l'air.

Enfin, les condamnés allant *sur les travaux*, dans le port, employés à ce qu'on appelle la grande fatigue, et dès-lors exposés, la plupart du moins, aux vicissitudes atmosphériques, ont fourni un plus grand nombre de malades. Mais hâtons-nous de tenir compte de leur chiffre beaucoup plus élevé que celui des autres forçats.

Comment expliquer maintenant le privilége bien remarquable dont la salle 5 a joui, pendant la durée de l'épidémie? alors que celle-ci frappait à coups redoublés les salles inférieures (2 et 3), la salle 5, située sous les combles, immédiatement au-dessus de la salle 3, et servant de logement aux invalides et incurables, n'a fourni que *trois cholériques*.

Doit-on attribuer cette espèce d'immunité, à ce que ses

(1) Je n'ai nullement l'intention de comparer, sous le rapport de la gravité, l'épidémie de 1832 à celle de 1834 ; toujours est-il qu'en 1832, 53 forçats seulement ont succombé, et 23 en 1834 : ces chiffres ont été fournis par M. Noel, Chirurgien-major du Bagne.

A ces deux époques, on n'a compté que 6 décès parmi les incurables ou invalides, 5 en 1832, et un seul en 1834.

habitants sont mieux *nourris*, mieux couchés, placés dans des lits distincts, et non entassés, sur des lits de camp ; à ce qu'ils ne sont point employés aux corvées de l'arsenal ; à ce qu'ils sont le plus souvent affectés, dans l'intérieur de l'établissement même (lorsqu'ils peuvent rendre quelque service), à la confection des étoupes; peut-être, enfin, à ce qu'ils ne sont pas aussi directement exposés que les forçats des autres salles aux émanations provenant des lieux d'aisance (1)? Des bailles ou baquets en bois, assez hermétiquement fermés, fréquemment nettoyés et vidés, sont placés de distance en distance; c'est un système analogue à celui qui est établi dans les salles de l'Hôpital du Bagne.

J'ai dû énumérer les différentes causes, dites prédisposantes; j'ai dû mettre en relief les circonstances spéciales où se trouvaient placés les invalides ; mais je déclare que le problème me paraît bien loin d'être résolu, car il me serait facile de puiser ailleurs nombre de faits qui viendraient renverser de fond en comble notre fragile édifice.

Je ne puis, cependant, m'empêcher de considérer comme une des preuves les plus convaincantes des bienfaits de l'hygiène, l'espèce de privilége dont la salle 5 a été l'objet. (2) Nous avons ici sous les yeux et dans le même édifice, les divers termes de comparaison, ce qui rend les résultats plus faciles à déduire et plus justes à la fois. Or, en définitive, sur 217 condamnés couchant dans une même salle, et dont la plupart sont *affaiblis par l'âge* et les *infirmités* (Voir le Tableau p. 77), nous comptons *trois cholériques*, tandis que les deux salles de la même partie de l'édifice, sur 1214 hommes valides en fournissent 85.

(1) Voir le mémoire de M. le docteur PELLARIN, sur l'épidémie de Givet.

(2) Nous devons ajouter 1° que les baquets (ou bailles d'aisance) de la salle 5 sont presque tous enlevés pendant le jour; 2° qu'il n'existe pour cette salle qu'une seule latrine, placée à l'extrémité, et, pour ainsi dire, en dehors de la salle; (elle peut communiquer avec celle-ci par une porte ordinairement fermée; elle est, en outre, bien aérée); 3° qu'enfin, la salle 5 a un *plancher* habituellement sec, beaucoup plus facile à entretenir dans cet état de sécheresse et de propreté, que l'asphalte des salles inférieures.

NATURE DU CHOLÉRA.

Il n'est pas fort difficile dans cette circonstance, comme dans beaucoup d'autres, de critiquer et de battre en brèche les diverses théories qu'on a présentées pour expliquer ou du moins rechercher la nature du choléra. On a quelquefois réussi à prouver ce qu'il n'était pas, et non ce qu'il était réellement. Cependant les idées vraies ou fausses qu'on se forme à cet égard, refluent presque toujours sur la thérapeutique, et acquièrent dès-lors une haute importance.

L'épidémie du Bagne est venue confirmer l'opinion généralement admise : « Le choléra n'est pas une inflammation. » Mais qu'est-il alors ? Ce n'est pas ici le lieu de passer en revue l'interminable série d'hypothèses qu'on lit dans les articles de nos auteurs classiques, dans les journaux, etc., et dont plusieurs rappellent des noms justement recommandables, les Broussais, Bouillaud, Magendie, Delpech, Rochoux, Roche, Bailly, etc.

D'après la spontanéité avec laquelle l'invasion réelle a eu lieu si fréquemment au Bagne, d'après la rapidité avec laquelle les symptômes ont marché, et les fonctions les plus essentielles à la vie ont été enrayées, suspendues, anéanties, je ne puis hésiter à dire que le choléra se comporte comme un empoisonnement; mais quelle est la substance toxique? A quelle classe la rapporter? Quel est le contre-poison?

La plupart des médecins, frappés de l'abondance des sécrétions intestinales et de la fréquence des vomissements et des selles, ont voulu faire dériver de ces phénomènes, bien remarquables sans doute, tous les autres symptômes, toutes les altérations pathologiques du choléra. On a pensé que pour fournir le liquide cholérique, le sang se privait de ses parties les plus fluides, devenait plus épais, sirupeux, caillebotté; que sa circulation était bientôt impossible, et qu'il devait ainsi s'arrêter de proche en proche, depuis les capillaires jusque dans les troncs principaux, et dans l'organe central.

L'état de sécheresse des séreuses, la suppression de la sécrétion urinaire, l'amaigrissement rapide, etc., semblaient aussi trouver une explication facile et séduisante dans cette théorie. Elle a été adoptée par la plupart des auteurs qui ont écrit sur le choléra, par MM. BOUILLAUD, GENDRIN ; d'autres lui ont associé celle de M. ROCHOUX qui considère l'altération primitive du sang comme la source des autres symptômes.

Il faut bien le dire, tout paraît s'enchaîner à merveille dans cette hypothèse. Cependant, plusieurs médecins (MM. Michel LÉVY, THOLOZAN et DURAND de Lunel) ont tenté récemment de l'ébranler. Je soumettrai à mon tour quelques objections qui reposent sur des faits que je crois avoir, sinon interprêtés avec intelligence, du moins observés avec attention.

Voyons d'abord ce que pensent MM. LÉVY et THOLOZAN :

Après avoir étudié les diverses lésions anatomiques des poumons (engouement de la circulation capillaire, arrêt total de cette circulation, extravasation du sang, changement complet de ses propriétés dans le réseau vasculaire le plus délié), ils s'expriment ainsi :

« C'est dans son point de contact le plus intime avec les » tissus que nous avons vu le sang se modifier par un phéno» mène inconnu, mais duquel on peut dire, en voyant le lieu » où il se développe, qu'il résulte de l'action combinée du so» lide et du liquide vivant.

» Cette première donnée, en établissant les liaisons intimes » qui existent entre les altérations du poumon et l'état du sang, » éloigne complétement de notre pensée toute théorie tendant » à établir un rapprochement de cause à effet entre les sécré» tions intestinales et l'altération du sang. Il faudrait, pour » admettre ces idées..... qu'il fût démontré..... que la compo» sition chimique du sang des cholériques s'explique par les » déperditions intestinales à la fois si abondantes dans certains » cas, et presque nulles dans un certain nombre de faits.... la » symptomatologie fait voir que, dans la majorité des cas, les » malades ont éprouvé, avant aucun symptôme du côté de » l'appareil digestif, des modifications prononcées de l'inner» vation, des vertiges, des bourdonnements d'oreille, des

» troubles de la vue, de la prostration, quelquefois même » des crampes. »

J'ai vu plusieurs fois les symptômes les plus graves et les plus caractéristiques du choléra, tels que la disparition du pouls ou son état filiforme, le refroidissement de la face (nez surtout), de la langue, des extrémités, l'amaigrissement, la perte d'élasticité de la peau, l'altération profonde des traits, se manifester dans l'espace de 15, 20, 30 minutes, alors que les évacuations alvines avaient été peu abondantes, et les vomissements presque nuls; alors qu'il était raisonnablement impossible de rapporter à une aussi faible déperdition, les changements formidables survenus dans les principales fonctions de l'économie.

Nous avons vu, comme beaucoup d'autres médecins, des cas mortels et même foudroyants, avec des vomissements et des évacuations alvines, nuls pour ainsi dire.

N'a-t-on pas signalé le danger du choléra *sec*, observé dans les localités les plus diverses? toutefois cette forme existe plus rarement qu'on ne l'a dit, si l'on veut s'en tenir à l'acception rigoureuse du mot.

Ne voit-on pas souvent les vomissements et les selles se suspendre ou se supprimer quelque temps ou même quelques heures avant la terminaison fatale, et pendant cette suspension ou suppression, les symptômes les plus graves progresser rapidement?

Je choisis, parmi plusieurs autres, un fait des plus probants: il m'est fourni par l'observation clinique du nommé Fégéant, infirmier de la salle des blessés, atteint le 20 Décembre, et qui fut précisément la dernière victime de l'épidémie.

Pris subitement, vers midi, au milieu de ses travaux, de tous les symptômes du choléra, nous les vîmes marcher bientôt avec une telle rapidité qu'à deux heures et demie (de relevée), le pouls était filiforme, et le malade cyanosé, cadavérisé. Eh bien! jusqu'à ce moment, il avait à peine vomi, et n'était allé que fort peu à la garde-robe!

La matière des vomissements fut recueillie, suivant l'habitude, ainsi que celle des évacuations alvines; après m'être assuré, avec le plus grand soin, que rien ne s'était répandu dans les draps ou sur le parquet, je fis peser, sous mes yeux, toutes les matières rendues, à cette époque, par la bouche et par l'anus; leur poids ne s'élevait qu'à 400 grammes. A la nécropsie, je n'ai trouvé, dans le tube digestif, que 5 à 600 grammes au plus de liquide ou bouillie cholérique, et encore elle était mélangée, dans l'estomac, à une quantité très notable de substances alimentaires.

CONTAGION OU TRANSMISSION

DU CHOLÉRA.

Je ne chercherai pas à définir ici le sens des mots *contagion* et *infection* : chacun continuerait sans doute à les entendre à sa manière. Posons la question en d'autres termes, et demandons-nous : si les personnes appelées à séjourner, d'une *manière continue* (1) ou rarement interrompue, dans l'atmosphère où se trouvait réuni, à l'hôpital du Bagne, un certain nombre de cholériques, ont été frappées en proportion trop considérable, pour que cette proportion puisse être naturellement expliquée par la seule influence épidémique? La réponse semble peu douteuse, après l'examen des faits qui vont être relatés, et qui pourraient être corroborés par des observations identiques ou analogues, puisées dans la pratique des médecins de Brest (2).

(1) J'insiste de nouveau sur cette condition éminemment favorable à la propagation ou transmission du choléra : séjour prolongé, surtout pendant la nuit, près des cholériques. L'absence de cette condition expliquerait peut-être comment les sœurs hospitalières, les officiers de santé et élèves de l'hôpital du Bagne ont pu échapper au fléau. Ai-je besoin d'ajouter qu'il serait facile de citer des faits différents ou contraires? Une fois pour toutes, je cherche à expliquer ce que j'ai vu en 1849.

Je dirai enfin qu'ayant été forcé, faute d'espace, de recevoir dans la salle de mes blessés, les hommes complétement *convalescents* de choléra, je n'ai pas observé de résultats fâcheux par suite de ce rapprochement.

(2) Le docteur CHARRUAU a exprimé une opinion analogue, dans son excellente thèse sur le Choléra, p. 9. Paris, 18 Août 1834, nº 337.

Sur vingt-quatre infirmiers qui ont donné des soins assidus à nos cholériques, six ont été atteints, et quatre ont succombé. Leur alimentation était cependant bien différente de celle des condamnés ordinaires : ils avaient de la soupe grasse matin et soir, de la viande fraîche (bœuf, etc.); enfin leur ration de vin avait été notablement augmentée depuis le commencement de l'épidémie. En un mot, à part quelques fatigues inséparables de leur profession, ils se trouvaient dans des conditions hygiéniques favorables.

Un des infirmiers de la salle 15 de l'hôpital Maritime, destinée à recevoir les cholériques fournis par les divers services, a été aussi atteint, mais peu gravement (1).

Trois garde-chiourmes ont été pris du choléra, peu de temps après avoir passé la nuit dans la salle où étaient traités nos malades : deux furent rapidement emportés.

L'épidémie a également frappé dix malades de la salle des fiévreux de l'hôpital du Bagne, salle à l'extrémité de laquelle se trouvaient placés les cholériques qu'il avait été impossible d'isoler complétement, pendant les premiers temps du moins : Sur ces dix malades, neuf sont morts (Voir le tableau à la fin du Mémoire, page 76).

Comme nous l'avons dit dans le principe, la salle des fiévreux est contiguë à celle des blessés; toutefois, il existe entr'elles une petite pièce (avec portes de communication), ayant :

4m,15 de longueur

2m,60 de hauteur,

et la même largeur que la salle des malades.

(1) Résumé : 1° Sur 24 infirmiers de la salle des cholériques de l'hôpital du Bagne, six ont été atteints; 2° sur six infirmiers de la salle des cholériques de l'hôpital de la Marine, un a été atteint. Donc, sur un total de trente servants ou infirmiers des salles de cholériques, sept ont été pris du choléra, tandis que, sur cent cinquante-trois servants attachés aux salles des malades ordinaires, deux seulement furent atteints; et encore l'un des deux (celui des blessés du Bagne) avait eu de fréquentes relations avec mes cholériques.

Nota. — Le total des infirmiers des deux hôpitaux (Principal et celui du Bagne) était, au 28 Septembre, de cent soixante-dix ; dans les premiers jours d'Octobre, il fut élevé à cent quatre-vingt-trois.

Cet espace intermédiaire, aéré par deux fenêtres, est subdivisé en deux compartiments : celui de droite est une sorte de cabinet assez bien clos, et où se trouvent des fosses d'aisance. Pourquoi le choléra n'a-t-il pas franchi cet espace, ou, du moins, n'a-t-il atteint qu'un seul de nos blessés, qu'un seul des infirmiers de cette salle ? Et encore cet infirmier, peu de temps avant d'être malade, avait été plongé dans l'atmosphère des cholériques.

Trouverait-on une explication plausible de cette immunité presque complète dans la proportion moins considérable des blessés et des infirmiers appelés à les soigner, comparativement au chiffre des fiévreux et des infirmiers attachés à ce service ; dans l'état de débilité plus manifeste chez les fiévreux, dans les fatigues plus grandes des servants de la salle des cholériques ? c'est ce qui ne me paraît pas démontré, comme je le dirai plus loin, après avoir mis en présence les faits pour et contre la contagion (quel qu'ait été le mode de transmission).

J'irai franchement au-devant des objections les plus importantes ; je n'en dissimulerai aucune, parce qu'il s'agit ici de rechercher la vérité, et nullement de faire prévaloir une opinion préconçue.

N'ayant vu, en effet, en 1832, aucune observation bien probante de transmission du choléra, mon opinion était différente, à cette époque, de celle qui paraît naturellement se présenter à l'esprit le plus sceptique, quand il étudie, quand il analyse ce qui s'est passé au Bagne en 1849.

Procédons du simple au composé, élevons-nous du petit au grand.

Le choléra vient-il, sans cause connue, à envahir une maison dont les habitants occupent un appartement voisin, ou le même appartement, ou la même pièce (ce qui n'est pas rare dans nos campagnes)? il arrivera souvent que ces personnes, par suite de leurs relations habituelles ou des liens de parenté qui les unissent, se donneront mutuellement des soins. Maintenant celles qui ont soigné les premiers cholériques sont-elles atteintes à leur tour?

Les contagionistes diront qu'elles ont été victimes d'un

noble dévouement ; les anti-contagionistes répondront que la maison étant un petit foyer épidémique, elles ont pu, tout aussi bien que les premières, y puiser la maladie.

Des réflexions analogues surgiraient des deux camps ennemis, lors même que les individus, ultérieurement frappés, seraient étrangers à la maison ou, en d'autres termes, seraient venus du dehors pour soigner les cholériques. Rien ne serait d'ailleurs changé, et la question resterait encore indécise, si à une seule maison atteinte nous substituons par la pensée un grand établissement envahi (hospice, prison, bagne, etc.)

Ce n'est donc pas dans les faits de cet ordre qu'il faut chercher des arguments péremptoires. Il deviendrait difficile au contraire de ne pas considérer comme tels, ceux qui seraient puisés dans l'observation suivante, surtout si l'occasion de le faire *se renouvelait assez souvent* pour éloigner toute idée de coïncidence, ou de ce qu'on est forcé d'appeler l'effet du hasard.

Une personne ressent les premières atteintes du choléra (cholérine), et s'empresse de fuir l'endroit *où règne cette maladie, et où elle l'a contractée* ; puis, les symptômes du mal, venant à se dessiner plus nettement, la forcent à s'arrêter dans une localité plus ou moins distante ; et tout-à-coup le choléra, qui n'existait ni dans cette localité, ni dans ses environs, vient à y éclater. Les premières victimes sont les personnes qui ont eu des relations avec le cholérique, à *fortiori* celles qui l'ont soigné. Exprimons maintenant notre pensée en termes plus conformes à ce qui s'est passé sous nos yeux, et demandons-nous : si un ou plusieurs cholériques transportés d'un lieu dans un autre, peuvent *constituer, dans ce dernier lieu*, une sorte d'atmosphère où des personnes valides et non valides puiseront le *Choléra* ?

Avant de chercher à prouver qu'à l'égard de l'épidémie du Bagne ces diverses hypothèses ont revêtu, sur une bien-grande échelle, la plupart des caractères de la réalité, examinons une objection sérieuse que j'ai dû me faire maintes fois. Elle a trait à la proximité du Bagne (ou foyer primitif) et de la salle des fiévreux (ou foyer secondaire), qu'on pourrait même appeler foyer n° 1 , foyer n° 2 , pour ne pas supposer résolue la question en litige, et afin d'adopter simplement l'ordre chronologiqne. Or , il faut l'avouer , l'importation du choléra serait bien plus évidente si la cause ou l'agent supposé de transmission (le ou les cholériques) venait *de loin*, et avait franchi une plus grande distance pour se rendre du foyer n° 1 au foyer n° 2. Fidèle aux principes qui m'ont guidé dans la rédaction de ce Mémoire , je me suis souvent demandé si , en raison de la proximité des deux édifices , il n'était pas plus naturel de penser qu'ils avaient eu tous deux à subir la même influence épidémique , ou que l'apparition du choléra dans la salle des fiévreux s'expliquait par une sorte d'irradiation. Mais comment, dans l'une et l'autre hypothèse, se rendre un compte satisfaisant des faits que je vais citer; comment répondre, d'une manière péremptoire, aux questions suivantes ?

Pourquoi (sans parler des salles de l'hôpital maritime (1) voisines du Bagne, ni du dortoir des sœurs qui, à cela près d'une différence insignifiante (3m75), est placé sur le même alignement que la salle des blessés de l'hôpital du Bagne) pourquoi, dis-je, le choléra a-t-il épargné cette salle de blessés, laquelle est située précisément en face des salles 2 et 3 de l'édifice du Bagne, c'est-à-dire en face des salles où l'épidémie a éclaté d'abord avec violence, où elle est restée concentrée pendant un mois ?

Pourquoi préfère-t-il envahir la *salle des fiévreux* , à l'une des extrémités de laquelle on avait été forcé de placer les cholériques, en les isolant ou éloignant autant que possible il est vrai, mais en les laissant, par le fait, dans la même atmosphère; la *salle des fiévreux* , qui est placée vis-à-vis des salles 1 et 4 du Bagne, où le choléra ne s'est réellement déclaré, sous forme épidémique, que vers les premiers jours de novembre, par conséquent plus d'un mois après avoir exercé ses ravages dans les salles 2 et 3 ? (Voir le plan ou le tracé des localités, au commencement du mémoire.)

(1) Un seul des malades couchés à l'Hôpital maritime, a été pris du choléra, c'était un vénérien; or, les salles affectées au traitement des affections de ce genre sont fort éloignées de l'édifice du Bagne. Les cholériques de cet Hôpital étaient d'ailleurs traités dans une salle complétement isolée ou distincte.

Or, à peine les cholériques sont-ils transportés et installés dans cette salle de fiévreux, qu'une maladie identique y apparaît pour la première fois. Chose bien remarquable en effet! nous n'avons pas vu, depuis cinq ans que nous sommes chargé de la direction de ce service, un seul cas de choléra ayant pris naissance dans l'Hôpital du Bagne, pas un seul, je le répète, avant le transport des cholériques. Enfin, après l'isolement de ces derniers, isolement qui a été effectué un mois avant la cessation de l'épidémie, un seul fiévreux a été atteint: (le nommé LEMOINE, ou n° 9, car le nommé MANCEAUX peut être retranché du tableau. — V. page 76.)

On objectera sans doute que le motif qui a guidé la maladie, dans cette triste préférence pour la salle des fiévreux, est bien facile à comprendre si l'on a égard à l'état plus prononcé de débilité (1) où se trouvaient ces derniers. Quelques mots suffiront pour renverser cette objection. Après avoir rappelé une fois pour toutes que le plus grand nombre des victimes de l'épidémie a été fourni par des hommes très robustes, tandis que les incurables ou invalides, presque tous âgés et d'une faible constitution, ont été pour ainsi dire épargnés; après avoir fait observer que parmi nos blessés (dont le chiffre était trois fois moindre, il est vrai, que celui des fiévreux), je comptais huit scrofuleux en traitement pour des caries multiples, adénites, ulcérations, etc., ainsi que plusieurs hommes ayant long-temps séjourné au lit par suite de lésions traumatiques graves; je dirai que les premières personnes atteintes, dans la salle des fiévreux, ont été précisément des hommes valides et d'une bonne constitution. Fort peu accessibles à la peur, tous s'étaient fait remarquer par leur zèle, leur dévouement; tous avaient donné des soins assidus aux cholériques; tous enfin avaient été plongés, d'une manière presque permanente, dans la même atmosphère; il s'agit

(1) Loin de moi la pensée de nier l'influence qu'exerce sur l'invasion du choléra, l'état de débilité où se trouve le sujet: il suffit de consulter le tableau, p. 76, pour se convaincre du contraire. Mais rien ne peut infirmer ou détruire le fait suivant: *quoique très valides, les servants appelés à soigner les cholériques ont contracté le choléra, avant les malades fiévreux, plus ou moins débilités, qui étaient placés dans la même salle, dans la même atmosphère, à une certaine distance toutefois.*

des infirmiers, en un mot(1). Et pour qu'on ne puisse pas arguer de l'effet du hasard qui aurait fait tomber les premiers coups sur les infirmiers, j'ajouterai que le premier malade de la salle des fiévreux n'a été atteint que le 19 Octobre : — Or, à cette époque, cinq infirmiers avaient été frappés et trois étaient morts, comme le prouve la liste suivante :

1° GUÉGUEN, Pierre, très gravement atteint, le 30 Novembre ou troisième jour de l'épidémie, et par conséquent du transport des cholériques dans la salle des fiévreux; guéri.

2° LECLERC, Jean, atteint le 2 Octobre, à midi, ou cinquième jour de l'épidémie; mort le même jour, à dix heures du soir.

3° GOURAUD, Alexis, infirmier de la pharmacie, ayant passé plusieurs nuits près des cholériques, la dernière entr'autres; atteint le 11 Octobre ou le quatorzième jour de l'épidémie; mort le 14 du même mois.

4° LEFÉVRE, Charles, très gravement atteint le 13 Octobre ou le seizième jour de l'épidémie; guéri.

5° GONNET, Michel, atteint le 16 Octobre ou dix-neuvième jour de l'épidémie; mort le 17 Octobre.

Le sixième infirmier de la salle des cholériques a été atteint le 20 Novembre, et a succombé le 31.

Ne semble-t-il pas que le rapprochement des cholériques, et les relations habituelles, multipliées, auxquelles les infirmiers sont soumis, aient été plus immédiatement *dangereux* pour eux que le séjour permanent dans la même salle ne l'a été pour les malades fiévreux, puisque ceux-ci ne furent atteints qu'ultérieurement, malgré l'état défavorable de leur santé ?

Des personnes valides, autres que les infirmiers, ont eu à subir aussi, mais plus tard, les funestes effets du séjour dans la salle des fiévreux et cholériques : Je veux parler des garde-chiourmes ou surveillants des forçats. Comme je l'ai déjà dit, trois d'entre eux ont été atteints, et tous les trois pendant leur garde, tandis qu'avant de la prendre, ils jouissaient d'une bonne santé. Ces faits sont incontestables ; ils se sont passés sous nos yeux et ont eu plus de cinquante témoins. Le nommé

(1) On a observé des exemples analogues, à l'Hospice Civil de Brest. — rapport du Comité d'hygiène, journal l'*Océan*, 28 Janvier 1850.

Raoult est forcé de quitter son service vers six heures du matin, pour entrer à la salle des cholériques (salle 13), le 19 novembre, et meurt le lendemain. Le nommé Bérard a fourni le sujet d'une observation tout-à-fait analogne : entré le 1er Décembre, il succomba aussi le lendemain.

Le nommé Lecorre est également pris du choléra, pendant son service, quoiqu'à un degré moins intense que les précédents.

Deux de ces trois hommes, les nommés Bérard et Lecorre, appartenaient au *poste même* de l'Hôpital du Bagne, composé de dix hommes montant la garde tous les seconds jours. Le nommé Raoult faisait partie des neufs gardes fournis quotidiennement à l'Hôpital, pour le service de nuit.

Si nous comparons ce qui s'est passé au Bagne même, ou dans le foyer primitif de l'épidémie, nous voyons que sur 44 hommes de garde chaque nuit, trois ont été atteints, et que tous trois ont survécu.

Parmi les adjudants, deux sont tombés malades ; même terminaison heureuse.

Si l'on veut bien maintenant se rappeler les propositions ou hypothèses dont il est question à la page 60, on reconnaîtra peut-être que je me suis efforcé d'apporter à l'appui de leur démonstration un certain nombre de preuves.

Loin de moi d'ailleurs la ridicule prétention de décider à tout jamais si le choléra est contagieux ou non. J'ai voulu seulement examiner la question sous toutes les faces favorables ou défavorables aux deux opinions mises en présence, *l'influence épidémique* et la *transmission*, afin qu'on pût juger avec impartialité quelle est celle de ces deux hypothèses qui se prête le mieux à l'explication des faits.

Toutefois je déclare ici formellement me renfermer dans les limites de l'épidémie que j'ai observée au Bagne en 1849 ; anti-contagioniste ou anti-infectioniste, à une époque antérieure, j'ai senti mon opinion s'ébranler à l'occasion de cette épidémie ; mais je me réserve le droit d'interpréter, d'une manière différente ou même opposée, des faits différents ou contraires qui viendraient à se produire ultérieurement.

Il est vraiment digne d'intérêt d'étudier les épidémies, sous le rapport de leurs *caprices apparents*, de l'espèce de prédilection qu'elles affectent pour telle ou telle localité, sous le rapport enfin de leurs propriétés contagieuses ou non contagieusieuses. Je ne puis m'empêcher de relater, à cette occasion, les faits suivants que j'ai observés à diverses époques :

1° Lorsque j'étais chargé, comme *Médecin-Professeur*, du service des salles 8 et 10 de l'Hôpital Maritime de Brest, à partir de Janvier 1859 jusqu'en Octobre 1842 ;

2° Depuis que je dirige l'Hôpital du Bagne (blessés et fiévreux);

5° Dans quelques autres circonstances mentionnées ci-dessous.

En 1840 et 1841, la fièvre typhoïde sévit d'une manière épidémique sur le 21e régiment de ligne, caserné au Château ; elle épargne le 2e régiment de marine, ainsi que les autres militaires logés au Quartier de la Marine, édifice situé à l'autre extrémité de la ville de Brest, dans un point presque diamétralement opposé au Château.

Peu de temps après, une épidémie de méningite cérébro-spinale (1) *vient décimer* ce même régiment d'infanterie de marine, que la fièvre typhoïde avait épargné, et se contente de faire quelques *rares* victimes dans le 21e, et parmi les marins à terre ou sur rade.

En 1849, le typhus (voir p. 44) éclate au Bagne de Brest, tandis qu'il n'existe, en ville, que des fièvres typhoïdes.

En 1856 et au commencement de 1857, la fièvre typhoïde enlève à l'équipage du vaisseau l'*Iéna*, une soixantaine d'hommes, en choisissant les plus robustes (2). Et chose digne de remarque! pendant plus d'*une année*, ce vaisseau porte et conserve dans ses flancs, la *fièvre typhoïde*, tandis qu'à côté de lui, un vaisseau (le *Santi-Pétri*), avec lequel il a toujours navigué de

(1) La plupart de ces malades ont été confiés aux soins éclairés de Monsieur Quoy, premier Médecin en Chef, alors que j'étais Médecin-Professeur.

(2) 45 avaient succombé, lorsque je fus appelé à remplir les fonctions de chirurgien-major.

conservé, jouit d'une parfaite immunité. Cependant le *Santi-Pétri* avait été armé dans le même port, et son équipage se composait des mêmes éléments, c'est-à-dire d'hommes recrutés dans les mêmes localités, offrant des conditions presque identiques sous le rapport de l'âge, de la constitution, etc.

Au port de Cherbourg, en 1846 et 1847 l'infanterie de marine paye un funeste tribut à la fièvre typhoïde, qui prend droit de *domicile* dans une ancienne caserne, peu spacieuse, il est vrai, et située sur le prolongement de la rue de l'Abbaye. Le régiment d'infanterie de ligne, logé ailleurs, échappe à l'influence morbifique !

Terminons en déclarant que dans aucun de *ces cas*, les malades transportés hors du foyer épidémique n'ont fourni d'exemple de contagion ou de transmission, ce qui ne veut nullement dire qu'on ne puisse en observer dans d'autres circonstances.

TRAITEMENT PROPHYLACTIQUE.

Je ne passerai pas en revue les causes dites prédisposantes dont j'ai fait l'énumération en temps opportun.

Il suffit de dire que *l'hygiène publique* et *l'hygiène privée* jouent le plus grand rôle, dans la prophylaxie.

Malheureusement, lorsqu'il s'agit d'hommes condamnés, et dont la séquestration importe autant à la société, il est plus facile d'indiquer les mesures à prendre que de les exécuter.

Une surveillance incessante, des règlements auxquels nulle modification ne peut être apportée, sont autant d'obstacles insurmontables.

La prudence commande d'isoler les cholériques, de les placer dans une salle distincte, aussi éloignée que possible des autres malades ; de ne pas accumuler un trop grand nombre d'hommes atteints de l'épidémie, surtout dans un étroit espace ; de renouveler fréquemment l'air, de le désinfecter à l'aide des chlorures, etc. On a aussi recommandé de jeter promptement et même d'enfouir les matières évacuées par les cholériques.

Je me borne à citer rapidement les conseils donnés par la plupart des auteurs classiques : alimentation réparatice, tonique, non excitante, et composée plutôt de viandes faciles à digérer, que de végétaux; s'abstenir de boissons froides ou *glacées*, et de toutes les substances liquides ou solides qui peuvent provoquer la diarrhée; éviter les excès et toutes les causes débilitantes (saignées répétées), purgatifs, etc., etc.

Je n'ai rien à prescrire aux personnes que retiennent, près des victimes du fléau, les devoirs sacrés de leur profession, ou les nobles sentiments qu'inspirent l'affection et la parenté. Je me borne à dire aux autres, qu'elles n'ont *rien à craindre du contact, même immédiat, des cholériques*, mais qu'elles doivent éviter de séjourner dans la même pièce, d'une manière trop prolongée, *surtout la nuit* ; qu'elles doivent en sortir, par conséquent, à certains intervalles, pour respirer l'air extérieur.

Que n'a-t-on point proposé, en fait de médicaments, à titre de prophylactiques? Citons seulement: le chlore, les hypochlorites alcalins, le quinquina soit seul, soit associé au café, le sulfate de quinine, (DELFRAYSSÉ, *Un. Méd.* 5 Juin 1849; DUCHESNE-DUPARC, Acad. des Sc. 9 Juillet 1849); les lotions générales et surtout abdominales avec hypochlorite sodique étendu d'eau (MORLIÈRE, *Gazette Médicale* 18 Août 1849), le camphre, etc.

Traitement suivi à l'Hôpital du Bagne.

Les malades étaient placés, dans un lit préalablement chauffé, et entre deux couvertures de laine; puis entourés, pour ainsi dire, de vases d'étain contenant de l'eau très chaude.

J'ai usé quelquefois de ce moyen, qui m'a paru augmenter, sans bénéfice réel, l'anxiété à laquelle les malades étaient en proie. Bains d'air chaud.

Mêmes réflexions à l'égard des bains généraux sinapisés, qui pourraient être utilisés dans des cas moins graves que la plupart de ceux offerts à notre observation.

J'ai eu recours aux frictions diverses, ou avec flanelle sèche, ou avec liniments cantharidés, camphrés, ammoniacaux, laudanisés, etc. (1) Excitants cutanés, rubéfiants, etc

(1) J'avais souvent employé, en 1832, le liniment de petit et le *repassage* de la région spinale; j'ai à peu près renoncé depuis, à l'emploi de ce moyen qui fait subir au malade des changements de position, souvent préjudiciables.

C'est ici le lieu de parler d'un moyen puissant, mis en usage par tous les médecins, des sinapismes, en un mot. Nous les avons fait promener sur presque toute la surface du corps, en commençant par les cuisses; on entourait ensuite les mollets, les pieds et successivement les bras, les avant-bras. Ils étaient même primitivement appliqués sur l'épigastre, sur l'un ou l'autre hypochondre, sur la région précordiale, etc., suivant la localisation de la douleur. Il est inutile d'ajouter qu'on diminuait leur force en mélangeant de la farine de graine de lin, dans la proportion d'un tiers, et même de moitié, lorsque l'exaltation de la sensibilité générale l'exigeait.

La marche de la maladie était ordinairement trop rapide pour qu'il fût permis de compter sur l'efficacité des vésicatoires. Je n'ai eu recours à leur emploi que dans le cas où l'affection ayant une certaine durée, on pouvait les substituer aux sinapismes, soit à la face interne des cuisses, soit à l'épigastre, soit à la région précordiale, etc. Il fallait, d'ailleurs, pour obtenir une action complète et le soulèvement de l'épiderme, les laisser longtemps en place ou renouveler sur le même lieu l'application des cantharides. Enfin, lorsque l'affection était de médiocre intensité, on avait recours quelquefois, dès le début, au moyen précité. Un large vésicatoire à l'épigastre a paru agir favorablement contre l'anxiété, dont la région était le siége, contre les nausées, les vomissements, etc.

Boissons diverses. Infusion de mélisse, thé, punch léger, etc. Malheureusement, les malades refusaient presque toujours les liquides chauds, et demandaient avec instance de l'eau froide. Celle-ci leur a été assez souvent accordée, mais on a plus spécialement insisté sur l'usage de la glace, par petits fragments, que la plupart des cholériques prenaient avec plaisir. Quelques autres préféraient l'eau de Seltz ou la bière coupée avec un tiers d'eau.

On a toujours recommandé de donner à la fois une *petite quantité* de liquide; les potions ont été aussi administrées dans le moins de véhicule possible. On s'entourait de toutes ces précautions, afin de permettre le séjour dans la cavité gastrique, des divers médicaments ingérés. Leur dose était, d'ailleurs, notablement élevée, en raison même de la difficulté de leur absorption et de la fréquence des vomissements.

Dans la plupart des cas de choléra algide, j'ai fait donner, dès le principe, des potions : avec éther 2 à 4 grammes, eau de menthe 100 grammes, eau sucrée 200 grammes, aromatisée avec sirop de fleurs d'oranger. Ces potions ont été réitérées suivant l'occurence, et aussi souvent qu'elles étaient rejetées par le vomissement : on ajoutait surtout aux premières, de 1 à 5 grammes de laudanum. En général, je faisais cesser l'usage des opiacés, aussitôt que possible, dans la crainte de favoriser l'apparition du coma lors de la réaction.

Ether.
Eau de Menthe.

Laudanum.

Au commencement de l'épidémie, j'ai fréquemment administré l'acétate d'ammoniaque à la dose de 15, 20, 50 grammes; mais je lui ai bientôt substitué l'ammoniaque liquide à la dose de 10, 15 et même 50 gouttes, en potion avec eau de menthe 100 grammes, etc.; et plusieurs fois par jour, suivant les indications à remplir. Je dirai cependant que les potions à l'ammoniaque inspirent presque toujours de la répugnance aux malades.

Acétate d'ammoniaque.

J'ai aussi essayé, dans une dixaine de cas, et sans influence favorable bien manifeste, le bi-carbonate de soude à la dose de 10, 12 et 15 grammes.

Bi-carbonate de soude.

Ce sesqui-chlorure ayant été préconisé pour favoriser la réaction, je l'ai administré à la dose de 0,25 tous les quarts d'heure, jusqu'à 4 à 5 grammes, terme moyen. Mais ayant plus de confiance dans l'éther, l'ammoniaque, je n'ai eu recours au moyen précité qu'après leur emploi infructueux, et pour ainsi dire en désespoir de cause : il s'est montré aussi impuissant alors, que les médicaments qui l'avaient précédé.

Sesqui-chlorure de carbone.

Dans les cas de cholérine ou au début du choléra, plus rarement dans le choléra algide, j'ai employé l'ipéca, soit seul, soit associé au sulfate de soude. Dans les deux premières circonstances, j'ai compté quelques succès incontestables.

Ipécacuanha.
Sulfate de soude.

La nature des évacuations était modifiée, leur nombre diminuait, une douce réaction se déclarait. Dans le choléra algide,

Calomel. l'ipéca a presque toujours échoué. Le calomel a aussi été essayé dans quelques cas de moyenne intensité : chez deux hommes entr'autres, il a réussi à changer la teinte des selles qui sont devenues vertes : la convalescence a d'ailleurs marché rapidement. J'avais déjà employé, en 1852, avec quelque avantage, la méthode évacuante.

Charbon. N'ayant rien obtenu du charbon, à une autre époque, je me suis abstenu de l'essayer de nouveau. Je l'ai associé au soufre, en 1849, et n'ai pas été plus heureux.

Charbon et soufre.

Saignée générale. On n'a point fait usage, dans le cas de choléra algide, de la saignée générale.

Le pouls m'a toujours semblé trop faible alors, trop insensible pour permettre de songer à ouvrir la veine. J'ai utilisé ce moyen lorsque la réaction dépassait les limites voulues, et que le pouls devenait plein et fréquent. J'avais été moins avare de la saignée générale, en 1852, dans le traitement d'un certain nombre de cholériques du département des Côtes-du-Nord (Lézardrieux, Ploudaniel, etc.); mais j'y étais assez souvent autorisé par l'état du pouls qui disparaissait moins rapidement que chez les cholériques du Bagne. J'ai vu même, à cette époque, le sang qui sortait en bâvant, lors de l'ouverture de la veine, s'écouler plus facilemeut ensuite, et former quelquefois un véritable jet : la circulation semblait, en un mot, se ranimer sous l'influence d'un moyen qui aurait dû produire une dépression profonde des forces. Quoiqu'il en soit, l'emploi de la saignée générale, dans le choléra algide, exigera toujours beaucoup de circonspection.

Saignées locales. A l'époque que je rappelle ici, j'ai fréquemment eu recours à quelques applications de sangsues à l'anus, à l'épigastre, aux ventouses scarifiées sur ce dernier point ou sur la région précordiale. J'ai été plus sobre, en 1849, de l'emploi de ces moyens.

Contre les vomissements. Potions opiacées ou laudanisées, éthérées (le plus ordinairement éther et laudanum associés), belladonées (extrait alcoolique de belladone, 0,15, 0,20, deux ou trois fois par 24 heures).

Sinapisme à l'épigastre, vésicatoire sur la même région, emploi des sels de morphine par la méthode endermique, potion de Rivière, eau de seltz, sous-azotate de bismuth, etc. Contre les vomissements.

Assez fréquemment la plupart de ces moyens ont échoué, surtout les trois derniers.

L'application d'un sinapisme pur ou d'un large cataplasme fortement sinapisé, recouvrant toute la région épigastrique, a été quelquefois d'une incontestable efficacité, sinon toujours pour arrêter définitivement, au moins pour suspendre le hoquet et procurer aux malades un moment de repos ou de calme. Contre le hoquet.

Quarts de lavements laudanisés à 0,75, réitérés lorsqu'ils avaient été rendus presqu'immédiatement; terme moyen, les malades en ont pris de 2 à 4 dans les premières heures. Lorsque la diarrhée persistait, et c'est ce qui a eu lieu plusieurs fois, on recourait aux quarts de lavements, avec addition d'azotate d'argent de 0,25 à 0,50, puis à des quarts de lavements astringents, avec extrait de ratanhia (4 à 8 gram.), ou acide tannique 1 à 2 gram. et plus. En dernière analyse, l'azotate d'argent m'a semblé un des moyens les plus puissants pour diminuer le nombre des selles; mais, lors même que ce but était atteint, le cholérique courait encore de grands dangers. Contre la diarrhée.

On a usé de divers liniments (ammoniacaux, camphrés, laudanisés, etc.). On n'a point fait usage du chloroforme ni des armatures métalliques de Burq. Contre les crampes.

J'ai déjà dit, précédemment, dans quelles circonstances la saignée générale avait été pratiquée. C'était surtout lorsque le pouls prenait du développement, de l'ampleur, lorsque la face devenait rouge, vultueuse avec céphalalgie, imminence de congestion cérébrale, etc. Plusieurs fois, alors, des applications plus ou moins réitérées de 12 à 16 sangsues aux mastoïdes, ont modéré ou fait disparaître la céphalalgie, et agi d'une manière favorable. Plus tard, on avait recours aux vésicatoires placés sur la partie interne des cuisses. Traitement de la période de réaction.

En définitive, la congestion vers l'encéphale et la forme comato-typhoïde ont été fréquemment observées, lorsque la réaction pouvait être obtenue : presque tous les malades s'en sont tirés heureusement, quand il n'existait qu'une congestion modérée vers le cerveau et ses membranes. L'assoupissement était en général plus prononcé le soir que le matin, ce qui n'a rien d'extraordinaire : le café m'a semblé quelquefois alors ne pas être dénué d'une certaine utilité ; il n'avait pas produit d'effet bien avantageux dans la période de cyanose.

Café.

Dans quatre cas surtout, la forme intermittente ou rémittente, assez nettement caractérisée, nous a conduit naturellement à l'emploi du sulfate de quinine. Il est difficile de ne pas faire honneur de ces quatre succès au médicament précité.

Sulfate de quinine.

J'ai employé aussi, une quinzaine de fois, dans la période comato-typhoïde, le chlorure de sodium et le bi-carbonate de soude, dans une quantité de véhicule plus ou moins considérable, suivant l'absence ou la fréquence des vomissements, et à la dose de 10, 15 et 20 grammes.

Chlorure de sodium.

Bi-carbonate de soude.

Il y a eu souvent coïncidence d'amendement ; mais il faudrait, pour déterminer la valeur réelle de ces deux médicaments, les employer d'une manière exclusive, et sur un plus grand nombre de malades.

Enfin, la constipation ayant le plus ordinairement succédé à la diarrhée, une des principales indications à remplir était de la combattre, d'abord à l'aide de purgatifs doux (calomel, eau de sedlitz) et des lavements avec huile de ricin, sulfate de soude ; plus tard, lorsquelle se montrait rebelle, il a fallu quelquefois recourir à des moyens plus énergiques.

Purgatifs.

J'étais encouragé à persévérer dans cette voie, après avoir remarqué qu'une abondante évacuation de matières alvines déterminait presque toujours un amendement notable des symptômes de congestion cérébrale.

Je crois inutile d'indiquer le traitement à opposer aux inflammations ou congestions des voies digestives, des organes pulmonaires, etc.

Le régime à suivre pendant la convalescence est également connu de tout le monde. On a signalé maintes fois le danger

Convalescence. Régime.

des écarts que les malades sont si disposés à commettre. Deux des nôtres ont promptement succombé, par suite de l'ingestion d'une faible quantité d'aliments qu'ils avaient pu se procurer, en dépit d'une active surveillance.

J'aurais pu, sans grand avantage pour le lecteur, augmenter considérablement l'étendue de ce Mémoire, en relatant un certain nombre des observations détaillées que je possède, et en indiquant, heure par heure, le traitement mis en usage. Je crois avoir suffisamment exposé, au point de vue pratique, celui qui a trait aux deux périodes les plus graves, algide ou cyanique, et période de réaction avec complications diverses.

Traitements divers de la période prodromique et de la période d'invasion.

Quant au traitement des prodromes (période dite prodromique, caractérisée par la diarrhée), quant au traitement de la période d'invasion réelle (diarrhée, vomissements et autres symptômes qui précèdent la période algide), on s'accorde, en général, sur l'utilité des moyens suivants que j'ai tous employés moi-même : opiacés (laudanum, extrait d'opium); azotate d'argent de 0,25 à 0,50 par quart de lavement; ou alun, 4 gram., ou extrait de ratanhia de 4 à 8 gram., ou acide tannique de 1 à 2 gram, par quart de lavement ; ipécacuanha en poudre à la dose de 1,50 à 2 gram., administré comme vomitif en deux, trois ou quatre fois ; sulfate de soude, sulfate de magnésie, eau de sedlitz, calomel, etc. ; ipéca associé au sulfate de soude, etc.

Rappelons que M. Jules Guérin a été l'un des premiers à préconiser l'ipéca ; ce n'est pas un médicament infaillible, mais il est utile, et d'ailleurs les médecins de la marine lui ont voué depuis long-temps une sorte de gratitude pour les services qu'il rend dans la dysenterie coloniale.

Traitements divers de la période algide cyanique ou asphyxique.

Il serait facile, à cette occasion, de passer en revue presque toute la matière médicale ; telle n'est point mon intention. On a essayé, en effet, d'une foule de substances, médicamenteuses et autres : la gravité du mal justifiait d'ailleurs la multiplicité de ces tentatives. Voici la rapide énumération de ces moyens qui sont décrits avec détail, dans la plupart des ouvrages et dictionnaires classiques : moyens calorifères, bains de vapeur par la voie humide, par la voie sèche ; excitants cutanés, sinapismes, bains généraux sinapisés ; rubéfiants, vésicants, caustiques ; irritants et stimulants (à l'intérieur) ; toniques ; astringents ; opiacés ; vomitifs ; purgatifs ; antiphlogistiques (émollients, saignées générale et locale, ventouses scarifiées) ; frictions mercurielles ; contro-stimulants, etc. ; sulfate de quinine ; camphre (Rostan), charbon (seul ou associé au soufre) ; éther ; alcool, punch, arnica, huile de Cajeput ; sulfure et sesquichlorure de carbone ; ammoniaque, sels ammoniacaux ; chlorure de sodium, bi-carbonate de soude (BAUDRIMONT, *Union Méd.* 24 Octobre 1849) ; chlorure de sodium, carbonate de soude et chlorate de potasse (Dr STEVEN, *Abeille méd.* 1er Novembre 1849); injections d'eaux salines dans les veines (*Gaz. des Hôp.* 9 Juin et 10 Juillet 1852 ; *Gaz. méd.* numéros 91 et 97, 1835) ; traitement par l'eau froide, la glace et les boissons glacées ; traitement par l'eau chaude ; chloroforme à l'intérieur (*Ab. méd.* 1er Novembre 1840), inhalation de chloroforme ; injection, dans le système veineux, d'eau chaude, de gaz protoxyde d'azote ; transfusion du sang ; galvanisme, galvanopuncture, etc. (1).

Citons enfin l'infusion de café (BOUILLAUD, GENDRIN) ; la vératrine ; la stychnine, l'arnica associé à la noix vomique (RÉCAMIER) ; le guaco, le haschisch, le stachys anatolica : comme on le sait, ces deux dernières substances ont joui momentanément d'une bien grande vogue.

FIN DU TRAITEMENT.

(1) Voir *Gaz. Méd.* 1832, 33, 49, 50 ; V. art. de M. VIDAL, de Cassis ; *Gaz. des Hôp.* 21 Avril 1849 ; V. Traitement de M. PIORRY, — *Gaz. des Hôp.* 26 Août id. — de CARLIKE (azotate d'argent) 25 Août, id.— de M. DURAND (*Gaz. Méd.* 29 Septembre 1849 ; de M. ROSTAN, (*Gaz. des Hôp.* 18 Octobre 1849), etc.

Hôpital du Bagne. MOUVEMENT DES CHOLÉRIQUES 1849.

(Entrants.)

Dates.	Septembre.	Octobre.	Novembre.	Décembre.	Dates.	Septembre.	Octobre.	Novembre.	Décembre.
1	»	3	1	2	Reports	»	42	58	13
2	»	1	1	4	18	»	»	3	2
3	»	5	3	»	19	»	1	3	1
4	»	5	3	»	20	»	»	3	1
5	»	2	6	2	21	»	»	2	»
6	»	6	8	2	22	»	»	4	»
7	»	2	6	»	23	»	1	8	»
8	»	2	5	»	24	»	»	5	»
9	»	1	4	1	25	»	3	1	»
10	»	1	6	1	26	»	2	6	»
11	»	2	3	»	27	»	1	6	»
12	»	2	2	»	28	1	1	5	»
13	»	2	2	»	29	2	1	2	»
14	»	2	3	»	30	4	1	3	»
15	»	3	2	1	31	»	3	»	»
16	»	2	1	»		7	56	109	17
17	»	1	2	»					
A report	»	42	58	13					

Total général pendant les mois de Sept., Oct., Nov. et Déc......... 189

MOUVEMENT DES CHOLÉRIQUES

Par Salles du Bagne.

NUMÉROS DES SALLES.	Atteints.	Guéris.	Morts.
Salle Première.	42	18	24
— Deuxième	53	20	33
— Troisième	32	12	20
— Quatrième	28	18	20
— Cinquième (Invalides et incurables)	3	1	2
Malades couchant à la salle des fiévreux de l'hôpital du Bagne	10	1	9
Infirmiers	9	4	5
Tailleur couchant au dortoir des infirmiers de l'hôpital principal	1	1	»
Balayeur couchant au dortoir des infirmiers de l'hôpital principal	1	1	»
Totaux	189	76	113

LISTE DES MALADES

ENTRÉS A LA SALLE DES FIÉVREUX DU BAGNE,

POUR

DES AFFECTIONS DIVERSES,

ET QUI ONT ÉTÉ ATTEINTS DU CHOLÉRA

Dans cette Salle.

NOMS.	Ages.	DATE de l'entrée à l'hôpital.	AFFECTION PRIMITIVE.	INVASION DU CHOLÉRA.	DÉCÈS.
Auffray.......	26ans.	1849 3 Octob.	Fièvre typhoïde.	19 Oct. dans la soirée	20 Oct.
Michel........	22 —	25 —	*Idem.*	8 Nov. 11 h. du soir.	10 Nov. 4 h. du soir.
Vaissay.......	52 —	11 —	Asthme idiopathique.	9 Nov. 3 h. du soir.	10 Nov. 9 h. du mat.
Baurain...... (mort en 5 h.)	50 —	15 —	Diarrhée, — était complétement guéri lorsqu'il a été atteint du choléra.	10 Nov. 4 h. du mat.	10 Nov. 9 h. du mat.
Robillard.....	56 —	1er Nov.	Scorbut.	10 Nov. 4 h. du soir.	12 Nov. 11 h. du mat.
Louchouarn.. (mort en 3 h.)	37 —	5 —	*Idem.*	14 Nov. 1 h. du soir.	14 Nov. 4 h. du soir.
La Planche...	64 —	10 —	Irritation gastro-intestinale très légère,—était guéri lorsqu'il a été atteint du choléra.	21 Nov. 1 h. du soir.	Guérison le 15e jour. — Sorti le 22 décembre.
Levavasseur..	55 —	5 —	Scorbut.	22 Nov. 7 h. du soir.	23 Nov. 11 h. du soir.
Le Moine..... (mort en 2 h.)	30 —	12 —	Névralgie sciatique.	28 Nov. 4 h. du mat.	28 Nov. 6 h. 1/4 du m.
Manceau.	23 —	26 —	Diarrhée. (A la rigueur, ce dernier pourrait être retranché.	2 Déc. 7 h. du soir.	3 Déc. 7 h. du soir.

TABLEAU DES MORTS ET DES GUÉRISONS,

Avec indication des Périodes.

	morts.	guéris
1° Morts dans l'état algide	97	»
2° *id.* réaction presque nulle; état torpide	6	»
3° *id.* état comato-typhoïde grave (sur 26 atteints)	10	16
4° Congestion modérée vers l'encéphale	»	27
5° Réaction franche, ayant quelquefois de l'analogie avec la fièvre dite angéioténique	»	28
6° Irritation gastro-intestinale (ordinairement convalescence pénible).	»	5
Total	113	76

Total général des hommes atteints... 189

AGES DES CHOLÉRIQUES (*Par groupes ou catégories*).

	Atteints.	Guéris.	Morts.
De 20 à 30 ans	30	12	18
De 30 à 40 ans	51	23	28
De 40 à 50 ans	42	20	22
De 50 à 60 ans	47	12	35
De 60 à 70 ans	17	9	8
De 70 ans	2	»	2
Totaux	189	76	113

TABLEAU GÉNÉRAL DE L'EFFECTIF DE LA CHIOURME,

Par âges, au 31 Décembre 1849.

De 16 à 20 ans	47
De 21 à 30 ans	628
De 31 à 40 ans	739
De 41 à 50 ans	842
De 51 à 60 ans	426
De 61 à 69 ans	149
Total	2831

AGES DES INVALIDES ET INCURABLES.

De 20 à 30 ans	2
De 30 à 40 ans	14
De 40 à 50 ans	29
De 50 à 60 ans	47
De 60 à 70 ans	52
De 70 à 71 ans	3
Total	147

TABLEAU DE LA DURÉE DU CHOLÉRA

Depuis l'entrée des Malades jusqu'au décès.

Morts.	heures	après l'entrée.		Morts.	heures	après l'entrée.	
Id.	2	*id.*........	1	*Id.*	35	*id.*........	1
Id.	3	*id.*........	2	*Id.*	36	*id.*........	1
Id.	5	*id.*........	1	*Id.*	38	*id.*........	1
Id.	6	*id.*........	1	*Id.*	39	*id.*........	3
Id.	7	*id.*........	1	*Id.*	40	*id.*........	1
Id.	8	*id.*........	5	*Id.*	41	*id.*........	1
Id.	9	*id.*........	1	*Id.*	42	*id.*........	2
Id.	10	*id.*........	5	*Id.*	43	*id.*........	1
Id.	11	*id.*........	3	*Id.*	44	*id.*........	2
Id.	12	*id.*........	3	*Id.*	46	*id.*........	1
Id.	13	*id.*........	5	*Id.*	48	*id.*........	3
Id.	14	*id.*........	3	*Id.*	49	*id.*........	2
Id.	15	*id.*........	4	*Id.*	50	*id.*........	1
Id.	16	*id.*........	3	*Id.*	51	*id.*........	1
Id.	17	*id.*........	1	*Id.*	52	*id.*........	1
Id.	18	*id.*........	4	*Id.*	53	*id.*........	1
Id.	19	*id.*........	4	*Id.*	56	*id.*........	1
Id.	21	*id.*........	4	*Id.*	57	*id.*........	1
Id.	22	*id.*........	4	*Id.*	58	*id.*........	1
Id.	23	*id.*........	1	*Id.*	60	*id.*........	2
Id.	25	*id.*........	2	*Id.*	65	*id.*........	1
Id.	26	*id.*........	3	*Id.*	67	*id.*........	1
Id.	28	*id.*........	1	*Id.*	71	*id.*........	1
Id.	32	*id.*........	1				

Morts le.......	3ᵉ jour........ 3.	
	4ᵉ jour........ 6	— Réaction faible, état torpide.
	5ᵉ jour........ 3	— Etat comateux, à la suite de la réaction.
	6ᵉ jour,....... 2	— Etat comato-typhoïde, *idem.*
	7ᵉ jour........ 3	— Etat *idem*, *idem.*
	9ᵉ jour........ 2	— Etat *idem*, *idem.*

Le nombre total des morts a été de 113, dont 97 sans réaction ou dans la période algide.

TABLEAU DES CHOLÉRIQUES,

D'après les Professions.

PROFESSIONS OU EMPLOIS des Condamnés.	Atteints.	Guéris.	Morts.	RÉPARTITION DES CONDAMNÉS au 28 septembre.	
Manœuvres ou employés aux corvées de la direction des Constructions Navales, dont 60, dits *à l'entreprise*, aident à mettre en place les pièces de bois, etc.	53	17	36	702	Cette répartition varie, surtout pour les forçats employés aux corvées du Port de Brest.
Employés aux corvées des autres directions (moins l'artillerie. — Voir plus bas)	32	15	17	648	
Employés aux mines	10	4	6	164	
Id. aux excavations	21	10	11	122	
Scieurs de long	10	6	4	52	
Charpentiers	2	1	1	46	
Maçons et Couvreurs	9	2	7	24	16 Maçons; 8 Couvreurs et Plâtriers.
Tailleurs de pierres	2	1	1	23	
Pontonniers et employés au curage du Port	5	1	4	36	
Employés au déblai des quais	2	1	1	30	
Employés au service de l'artillerie	2	2	»	83	
Employés à l'atelier de galvanisation ou galvanisage	1	»	1	30	
Chauffeurs	2	1	1	4	
Jardiniers	1	1	»	7	
Tailleurs	1	1	»	32	
Balayeurs	1	1	»	35	
Service intérieur du Bagne	4	3	1	250	
Employés aux étoupes	12	4	8	128	valides; + 12 invalides.
Malades à l'hôpital, salle des fiévreux	10	1	9	121	
Infirmiers	9	4	5	170	au 28 Septembre; quelques jours plus tard, 183.
Totaux	189	76	113	15	doubles chaînes.
				40	en salle, au repos au Bagne.
				147	invalides (salle 5 du Bagne).
				10	couchant à la salle 5 par mesure administrative.
				49	couchant à la salle 5 par raison de santé
Total des condamnés au 28 Septembre				2,953	

Composition de la Ration journalière des Condamnés.

FORÇATS AU TRAVAIL.

(Les Forçats sans travail n'ont point de vin.)

Biscuit sans fromage.	0,775	grammes.
Ou Biscuit avec 30 grammes de fromage. .	0,700	
Ou Pain frais.	0,917	
Vin de Journalier.	0,048	centilitres
Fayols, fèves ou pois.	0,120	grammes.
Ou Riz.	0,060	
Bœuf salé et lard (avec les légumes secs). . .	0,019	gr. 60
Ou Beurre, *idem*.	0,008	82
Ou Huile d'Olive, *idem*	0,004	90
Sel, *idem*.	0,010	

FORÇATS DE LA SALLE D'ÉPREUVE.

Viande fraiche, les dimanches et jours de fête 0,250 grammes.
Légumes verts, avec la viande fraiche.

FORÇATS INCURABLES.

(Salle 5.)

Pain frais.	0,750	grammes.
Vin de Journalier.	0,024	centilitres
Viande fraiche.	0,250	gr. { Les mardis, jeudis, samedis et dimanches
Fayols, Fèves ou Pois.	0,120	
Ou Riz.	0,060	

Quelques considérations sur la Psorentérie, devant précéder le Tableau, N° 1 d'Anatomie Pathologique.

Je m'empresse de déclarer ici que mes observations concordent presque en tous points avec celles qu'a faites M. Bouillaud sur le siége de la psorentérie : comme ce professeur, je l'ai plus spécialement rencontrée dans les dernières circonvolutions de l'iléon, le cœcum, le commencement du colon et dans le duodénum.

M. Bouillaud ajoute, avec juste raison, que l'estomac est de toutes les divisions du tube digestif celle où l'éruption granuleuse se trouve le plus rarement. M. Valleix s'exprime, à l'égard de la psorentérie gastrique d'une manière analogue : « On a, dans quelques cas, dit-il, trouvé dans la muqueuse stomacale, quelques petits points saillants, blanchâtres, assez semblables à ceux de l'intestin et de l'œsophage. »

D'après M. Cruveilhier, ces granulations n'occupent pas le tissu cellulaire sous-muqueux, mais l'épaisseur même de la muqueuse ; elles lui ont paru surtout *très multipliées* près de l'orifice œsophagien et le long de la petite courbure du viscère. (Anatomie, tome III, p. 207. Anat. path. liv. xiv. pl. 1).

Ces granulations ont été considérées par MM. Bouillaud, Cruveilhier, etc. comme des follicules muqueux tuméfiés.

MM. Serres et Nonat, auteurs d'un bon mémoire sur ce sujet, ont donné à l'éruption intestinale proprement dite le nom de *Psorentérie.* (Voyez *Gazette Médicale*, 1832. p. 206.)

Sans vouloir atténuer l'intérêt qu'offre dans le choléra, l'existence fréquente de la psorentérie, il me semble que cette saillie des follicules isolés est compatible avec l'état de santé ; que la psorentérie (qui n'appartient pas exclusivement au choléra) est une sorte de mise en relief des follicules, plutôt qu'une lésion ou altération essentiellement pathologique ; qu'enfin l'anatomie explique, d'une manière satisfaisante, son absence en certains points, et son apparente prédilection pour certains autres, c'est-à-dire cette sorte de confluence que j'ai souvent remarquée vers la fin de l'intestin grêle, sur la valvule iléocœcale elle-même, vers la partie supérieure du duodénum, etc.

Voici quelques preuves à l'appui de ces diverses assertions :

J'ai observé et montré récemment sur quatre personnes que la mort avait surprises au milieu d'une santé florissante, une psorentérie prononcée, occupant la partie inférieure de l'iléon, dans l'étendue de 2 décimètres (terme moyen), la valvule iléo-cœcale, et deux fois le cœcum, ainsi que l'origine du colon ascendant.

Le premier sujet avait succombé au bout d'une heure, par suite de fracture du crâne et d'attrition du cerveau ; le second était un supplicié que j'ai examiné un quart d'heure après la mort ; le troisième avait été subitement asphyxié par l'entrée brusque de matières alimentaires dans le larynx et la trachée ; le quatrième, enfin, par submersion.

J'ai dit ci-dessus que l'anatomie expliquait la saillie ou relief des follicules, d'une manière satisfaisante, sinon à l'abri de toute objection. On conçoit facilement que la nature de ce Mémoire ne peut comporter des dissertations anatomiques sans fin, ni la reproduction de tout ce que le microscope a révélé sur ce sujet. Toutefois, après m'être permis de renvoyer le lecteur à l'anatomie microscopique de MANDL (p. 558), je crois devoir rappeler ici quelques notions de splanchnologie.

Les glandes ou glandules de l'intestin grêle sont tellement multipliées que la membrane muqueuse mériterait aussi bien que celle de l'estomac, le nom de *tunique glanduleuse*. La plupart sont des glandes simples, solitaires ou agrégées : cependant on découvre des glandes agglomérées ou acineuses dans le duodénum (glandes de BRUNNER).

1° Les glandes simples se présentent sous deux formes bien différentes, pour ne pas dire opposées ; de là deux divisions :

1° *Glandes de* LIEBERKUHN; 2° *Glandes solitaires.*

1° « Les premières sont les glandes simples les plus répandues : on les rencontre dans l'intestin grêle et le gros intestin. Ce sont des *utricules cylindriques*, etc... dont les orifices sont parfaitement libres dans le gros intestin, et à égale distance les uns des autres ; tandis que dans l'intestin grêle *les villosités les couvrent presque tous* ; aussi les aperçoit-on sur le premier de ces organes, sans la moindre préparation » (V. HUSCHKE) ;

TABLEAU N° I.
VOIES DIGESTIVES.

PSORENTÉRIE INTESTINALE, (INTESTIN GRÊLE SURTOUT),

ET COULEURS DIVERSES DE L'ESTOMAC, etc.

Numéros d'ordre.	Psorentérie générale de l'intestin grêle, (de l'iléon surtout).	Psorentérie duodénale (partie supérieure surtout).	Psorentérie iléale, surtout Iléo-Cœcale, c'est-à-dire de la partie infér.^re de l'iléon, de la Valvule iléo-cœcale, du Cœcum, et fréquemment de l'origine du Colon.	Co-existence de la psorentérie duodénale et de l'iléale, ou iléo-cœcale.	COULEURS DIVERSES de L'ESTOMAC.	COLORATION LILAS OU HORTENSIA de L'INTESTIN-GRÊLE.	OBSERVATIONS PARTICULIÈRES.
1	…	…	+ dans l'étendue de 35 c/m.	…	Grisâtre ardoisée.	+ Hortensia, ou lilas générale.	
2	…	…	+ 1 mètre.	…	*Idem.*	+ Hortensia ou lilas, duodénum surtout.	
4	…	…	+ 0m,50.	…	Ardoisée et brun-rougeâtre.		
5	…	…	+ Près de 2 mètres.				
6	…	…	+ 4 à 5 décimètres. Peu prononcée.	…	Hortensia avec plaques ecchymotiques au grand cul-de-sac.	+ Hortensia ou lilas, 3/4 inférieurs surtout.	
10	…	…	…	…	*Idem.*	+ Hortensia ou lilas, générale.	
11	…	…	…	…	…	+ Couleur hortensia, 1/3. Couleur très rouge, 2 derniers tiers : Stase sanguine.	
13	…	…	+ 2 décimèt. Peu prononcée.	…	D'un rouge vif.	+ Couleur hortensia générale.	
15	…	…	…	…	Larges plaques d'un vert-noirâtre.	…	15. La muqueuse du duodénum d'un brun verdâtre foncé, surtout dans l'intervalle des valvules conniventes. Arborisations d'un rouge foncé, 1/3 inférieur de l'intestin grêle.
16	…	…	+ 1m50 très prononcée.	…	…	+ Du jéjunum surtout. Rougeur assez intense de l'iléon.	
17	…	…	+ A peine visible et très peu étendue.	…	Hortensia.	+ Hortensia, excepté dernier mètre de l'iléon ou rougeur vive.	
18	…	+ Peu prononcée.	+ Très prononcée, surtout dans les deux derniers mètres.	+	Brunâtre.	+ Hortensia, moitié supérieure. Rougeur vive due à la stase sanguine, (moitié inférieure).	
19	…	…	…	…	Plaques d'un vert-noirâtre.	…	19. Même coloration du duodénum que pour le N° 15, rougeur vive et arborisations du jéjunum et de l'iléon.
20	…	…	+ Peu prononcée.	…	Etat macéré (couleur papier brouillard).	…	20. Etat macéré (papier brouillard) du duodénum et du jéjunum, rougeur et arborisations de l'iléon.
22	…	…	…	…	Quelques plaques d'un vert-noirâtre.	+ Hortensia générale.	
23	…	…	…	…	*Idem.*	+ *Idem.*	
24	…	…	+ A peine perceptible.	…	Plaques d'un vert-noirâtre (grand cul-de-sac).	…	24. Même coloration du duodénum que pour les N°s 15 et 19.
25	…	…	…	…	Hortensia.	+ Moitié supérieure surtout.	
26	…	…	…	…	Vert-noirâtre. Contient un verre de liquide, de même couleur que celui rendu pendant la vie.	…	26. Muqueuse du duodénum, vert-bleuâtre, uniforme, plus prononcée toutefois dans l'intervalle des valvules conniventes, même coloration, mais par plaques du reste de l'intestin grêle, excepté dernier mètre.
28	…	…	+ A peine perceptible.	…	Injection et arborisation dues à la stase sanguine. — Intestins, *idem.*		
29	…	+ Peu prononcée.	+ *Idem.*	+	Rouge.	+ Hortensia 2/3 supérieurs, rougeur et plaques ecchymotiques du reste.	
30	…	+ *Idem.*	+ Peu prononcée.	+	Teinte grisâtre.	…	30. Teinte grisâtre, duodénum et jéjunum; rougeur de l'iléon.
31	+	+	+ Presque toute l'étendue de l'iléon.	+	Hortensia.	+ Hortensia jusqu'à l'iléon qui est rouge et arborisé.	31. La teinte hortensia reparait dans la coloration.
32	…	…	…	…	Vert-noirâtre peu foncée.	Vert-noirâtre, duodénum et les deux premiers mètres de l'intestin grêle. + Couleur hortensia du reste de l'intestin grêle. Gros intestin gris-verdâtre	32. La couleur brun-verdâtre est peu foncée, uniforme sur le duodénum, par larges plaques sur l'intestin.
35	+ Plus prononcée vers la valvule iléo-cœcale et la partie inférieure de l'intestin grêle.	+	+	+	Hortensia.	+ Hortensia générale diminuant d'intensité vers la partie inférieure.	
36	…	+ Très prononcée.	…	+	Larges plaques ecchymotiques. (Grand cul-de-sac).	…	36. Rougeur livide de l'intestin (matière lavure de chairs).
37	…	…	+ 2 derniers décimètres.	…	*Idem.*		
38	…	…	…	…	Grisâtre.	+ Hortensia, plus pâle vers la partie inférieure.	38. Teinte grise du duodénum.
39	…	+	+ Très prononcée, trois derniers décimètres.	+	Hortensia.	+ Hortensia duodénum et jéjunum, rouge-vif iléon.	39. Matière contenue (lavure de chairs).
40	+ Iléon surtout.	+	+ Spécialement, 5 derniers décimètres.	+	*Idem.*	+ *Idem.*	40. Même matière que 39.
41	…	…	+ Peu prononcée.	…	Noir-grisâtre.	+ Hortensia du jéjunum et de l'iléon (plus pâle vers la fin de l'iléon).	41. Plaques d'un noir grisâtre, dans l'intervalle des valvules conniventes qui ont une teinte rosée.
42	…	…	…	…	Rouge brunâtre peu foncée.	+ Hortensia générale.	
43	…	…	…	…	Grise.	+ Jéjunum et iléon, le dernier mètre couleur livide.	43. Teinte brunâtre du duodénum.
44	…	+	+ Peu prononcée.	+	Plaques livides.	+ Hortensia dernier mètre de l'iléon d'un brun foncé.	
45	…	…	…	…	D'un rouge vif.	…	45. Intestin rouge vif.
46	…	…	+ Dernier décimètre.	…	Hortensia.	+ Hortensia ou lilas.	
47	+ Iléon surtout.	+	+	+	*Idem.*	+ *Idem.*	
49	+	+	+	+	Gris-pâle.	+ Hortensia, jéjunum.	49. Iléon rouge, arborisé.

Observations Générales.

Le signe + indique la présence et, par conséquent, la couleur Hortensia, dans la colonne relative à la coloration de l'intestin grêle.

(*Nécropsies*, — 72. — *État algide.*)

RÉSUMÉ. — (PSORENTÉRIE.)

Psorentérie générale de l'intestin grêle (iléon surtout) : … 10 fois.

Psorentérie du duodénum seulement 13 —

Psorentérie iléale ou mieux iléo-cœcale … 28 —

Co-existence de la psorentérie iléo-cœcale et de la duodénale … 11 —

RÉSUMÉ. — (COULEURS).

Couleur hortensia de l'estomac … 12 —

Même couleur de l'intestin grêle dans une étendue indiquée pour chaque cas … 36 —

NOTE.

Afin de ne pas donner à ce Tableau une longueur démesurée, je me bornerai à citer pour les autres nécropsies, jusqu'à la 72e, la coloration lilas ou hortensia de l'intestin grêle et la psorentérie.

PSORENTÉRIE GÉNÉRALE.

N°s 50, 58, 60, 63, 70.
(Presque générale pour le N° 70.)

N°s 53, 54, 61, 72.
(Psorentérie iléale ou iléo-cœcale.)

N° 59. (Psorentérie duodénale.)

COULEUR HORTENSIA.

N° 50 + Estomac et intestin; dernier mètre violacé.

N° 53 + Jéjunum et iléon verdâtres et arborisés. Estomac, *idem*,

" 54 + Générale (coloration pâle).

N° 56 + Plus foncée qu'à l'ordinaire, coloration rouge vif.

N° 57 + Duodénum et jéjunum; iléon rouge vif.

N° 58 + Générale

N° 63 + Générale (dernier mètre d'un rouge foncé.)

N° 64 + Générale (estomac livide).

N° 65 + Hortensia générale. (Même couleur de l'estomac).

N° 72 + Presque générale.

TABLEAU N° 2.

CHOLÉRA ALGIDE.

APPAREIL CIRCULATOIRE.

ÉTAT DU SANG DANS LES CAVITÉS DU COEUR.

Numéros d'ordre.	NOMS.	DATE DE L'ENTRÉE.	DATE DE LA MORT.	AGES.	CAVITÉS DROITES.			CAVITÉS GAUCHES.			OBSERVATIONS.
					Sang gelée de groseille avec caillots fibrineux, jaunâtres, plus ou moins consistants, (Surtout artère pulmonaire).	Gelée de groseille sans caillots fibrineux.	Consistance du sang moins prononcée qu'à l'ordinaire à la suite du Choléra.	Sang gelée de groseille avec caillots fibrineux (Surtout origine de l'aorte).	Gelée de groseille sans caillots.	Consistance du sang moindre qu'à l'ordinaire ou même presque liquide.	
1	BOURRÉ	29 Septembre. 7 h. soir.	30 Septembre. 8 h. matin.	37	+	»	»	»	»	»	(Le signe + indique la présence.)
2	HERMIER	28 — 1 h. matin.	29 — 1 h. matin.	54	»	+	»	»	+	»	En général, les cavités droites et tout le système veineux étaient distendus par du sang demi coagulé ou gelée de groseille. Les cavités gauches et le système artériel contenaient une quantité *notable* de sang qui était ordinairement moins consistant, et offrait, moins souvent qu'à droite, des caillots fibrineux. Toutes choses égales d'ailleurs, la consistance du sang était d'autant moins prononcée que la mort avait été plus rapide.
3	COUSIN	30 — 8 h. soir.	1 Octobre. 2 h. soir.	26	+	»	»	+	»	»	
4	RAGOT	29 —	1 — 1 h. soir.	48	+ Peu volumineux et peu consistants	»	»	+ Peu volumineux et peu consistants	»	»	
5	TANGUY	1 Octobre. 11 h. matin.	1 — 10 h. soir.	25	+	»	»	»	+	»	
6	LESÉREC	30 Septembre. midi.	1 — 5 h. matin.	35	+	»	»	+	»	»	
8	MAUFFAY	3 Octobre. 6 h. matin.	3 — 1 h. soir.	30	»	+	+	»	»	+	
9	LECLERC (*)	2 — midi.	2 — 10 h. soir.	39	+	»	»	»	+	»	(*) Infirmier des cholériques.
10	BRETON	3 — 1 h. 1/2 m.	3 — 8 h. soir.	40	»	+	»	»	+	»	
11	LAURENT	3 — 9 h. matin.	3 — 10 h. matin.	43	+	»	»	»	+	»	
12	COUSIN	4 — minuit.	5 — 1 h. 1/2 m.	37	+	»	»	+	»	»	
13	LEMOUEL	4 — 6 h. soir.	5 — 9 h. matin.	30	+	»	»	»	+	»	
14	LEGOFF	4 — 6 h. soir.	5 — 7 h. soir.	26	+	»	»	»	+	»	
15	ANSELIN	4 — 1 h. soir.	6 — 2 h. matin.	32	»	+	+	»	+	»	
16	RENARD	5 — 3 h. 1/2 s.	6 — 10 h. matin.	59	»	+	+	»	+	»	
17	FRANÇOIS	5 — 4 h. soir.	7 — 5 h. matin.	38	»	+	+	»	»	+	
18	DESPRETZ	6 — 1 h. soir.	7 — 7 h. matin.	40	+	»	»	»	+	»	
19	NOEL	7 — 1 h. matin.	8 — 3 h. soir.	54	+	»	»	+	»	»	
20	TESTARD	7 — 6 h. matin.	8 — minuit.	50	+	»	»	+	»	»	
21	VALDO	8 — 8 h. soir.	9 — 1 h. soir.	45	+	»	»	»	+	»	
22	GIRAUD	8 — 4 h. soir.	9 — 5 h. soir.	42	+	»	»	+	»	»	7. Mêmes observations que pour 22.
24	LEPEUCH	10 — 8 h. soir.	11 — 7 h. matin.	35	+	»	»	+	»	»	23 *Idem.*
33	JEANTET	15 — 7 h. matin.	16 — 7 h. soir.	66	+	»	»	»	+	»	25 *Idem.*
35	DUSAILLANT	26 — 2 h. matin.	26 — midi.	31	+ très petits caillots	»	+	»	»	+	26 *Idem.*
36	GABET	25 — 9 h. soir.	26 — midi.	50	+ *idem.*	»	+	»	»	+	27 *Idem.*
37	CHAPUIS	26 — 7 h. soir.	27 — 11 h. matin.	46	+ *idem.*	»	+	»	»	+	28 *Idem.*
38	DUPONT	28 — 6 h. soir.	29 — 8 h. matin.	66	+ *idem.*	»	+	»	»	+	29 *Idem.*
39	GUILLOT	30 — h. matin.	31 — 6 h. matin.	52	+	»	»	»	+	»	30 *Idem.*
40	LOISEAU	29 — 7 h. soir.	30 — 10 h. matin.	43	+ Petits caillots.	»	»	+ Petits caillots.	»	»	31 *Idem.*
41	FLEURY	31 — 6 h. matin.	1 Novembre. 4 h. matin.	38	+	»	»	+	»	»	32 *Idem.*
42	GUINARD	31 — 11 h. soir.	1 — 10 h. matin.	52	+	»	»	»	+	»	34 *Idem.*
43	BELGUEULE	31 — 10 h. matin.	1 — 11 h. matin.	34	+ Petits caillots.	»	»	+ Petits caillots.	»	+	
44	DUVAL	3 Novembre. 8 h. matin.	5 — 4 h. soir.	55	+	»	»	»	+	»	
45	BAILLY	3 — 6 h. matin.	6 — 1 h. matin.	60	+	»	»	»	+	»	
46	LEROY	5 — 1 h. matin.	5 — 7 h. soir.	33	+	»	»	»	+	+	
47	PAULAIS	6 — 5 h. soir.	7 — 3 h. soir.	66	+	»	»	»	»	+ en petite quantité	C'est le nommé PAULAIS qui a présenté cette différence notable de diamètre des deux artères radiales; celle du côté droit avait un calibre double : de plus, le sang était coagulé dans les artères sous-clavière, axillaire, humérale, *gauches*, et *presque fluide* à *droite*. (Voir la différence du pouls radial, pendant la vie. — P. 27).
48	RENAULT	3 — 10 h. matin.	7 — 8 h. soir.	65	+ Peu consistants.	»	»	»	+ en petite quantité	+	
49	SAINTAIRE	8 — 4 h. matin.	8 — 10 h. soir.	35	+ *idem.*	»	»	+ Peu consistants.	»	»	
50	JAMES	8 — 2 h. soir.	8 — 10 h. soir.	47	»	+	+	»	+ en petite quantité	»	
51	TURQUETIL	7 — 1 h. matin.	9 — 4 h. soir.	56	+	»	»	+	»	»	
52	LEGRAND	7 — 5 h. soir.	9 — 5 h. soir.	25	+	»	»	+ Peu consistants.	»	»	53 et 57 mêmes observations que 52.
54	FRANÇOISE	8 — 11 h. soir.	10 — 4 h. soir.	22	+	»	»	»	+ peu consistants.	»	
55	VILLÉ	9 — 10 h. soir.	10 — minuit.	50	+	»	»	»	+ en petite quantité	»	
56	VIC	8 — 3 h. matin.	10 — 3 h. soir.	32	+	»	»	+	»	»	
58	DE LACOLLONGE	10 — 0 h. matin.	10 — minuit.	50	+	»	»	»	+ très consistants.	»	
59	ROBILLARD	10 — 4 h. soir.	12 — 11 h. matin.	56	+	»	»	»	+ en petite quantité	»	60, 61, 62, mêmes observations que pour 59.
63	BAURIN	10 — 4 h. matin.	10 — 9 h. matin.	50	»	+	+	»	»	+	
64	HUBERT	11 — 1 h. matin.	11 — 9 h. matin	28	+	»	»	»	+	»	65, 66, mêmes observations que pour 64.
66	HÉBERT	6 — 11 h. soir.	13 — matinée.	54	**Mort à la suite d'état comato-typhoïde.**						67, 68, 69, 70, 71, 72, *idem.*

En résumé, j'ai trouvé 64 fois, des caillots fibrineux dans le cœur droit, sur 72 nécropsies, et 28 fois dans le cœur gauche.

2° Glandes solitaires (follicules isolés) sont des *vésicules rondes*, de la grosseur d'un grain de millet, ordinairement blanches, molles et faciles à détruire ; qui, lorsqu'elles *sont pleines*, soulèvent la muqueuse et forment des saillies tellement prononcées qu'on peut, au toucher, les reconnaître sur la face interne de l'intestin..., elles se rencontrent surtout au pylore, à l'iléon et au gros intestin. Elles sont éparses à la partie supérieure de l'intestin grêle et plus abondantes que partout ailleurs dans l'iléon, d'après HUSCHKE (1) (dans le jéjunum, suivant KRAUSE). Leur contenu est plus épais que celui des glandes de LIEBERKUHN.

D'après HUSCHKE, MANDL, etc., les follicules agminés ou glandes de PEYER ne sont que des amas de glandes solitaires très serrées les unes contre les autres : c'est aussi mon opinion.

Les glandes de BRUNNER ont été long-temps confondues avec les glandes solitaires. BOEHM, en 1835, insista sur leurs caractères particuliers, et parvint à faire rétablir une distinction utile.

Elles n'existent qu'au duodénum. Après avoir enlevé les tuniques séreuse et musculeuse de cet intestin, on découvre près du pylore, une couche très serrée de glandes blanchâtres, faisant tout le tour de l'intestin et dont le nombre diminue rapidement. D'après HUSCHKE, on n'en trouve plus à la fin du duodénum ni au commencement du jéjunum.

Ce sont des glandes conglomérées, comprimées, ayant une structure lobulée, acineuse. J'ai constaté, dans trois ou quatre circonstances étrangères au choléra, un état hypertrophique, peut-être morbide, des glandes de BRUNNER.

---

(1) «C'est une erreur de dire que les follicules solitaires vont en diminuant de la partie supérieure à la partie inférieure de l'intestin grêle ; ils vont plutôt *en augmentant*. » CRUVEILHIER. *Anat. Desc.* t. 3 p. 343. D'après ce qu'on a pu lire dans ce mémoire, mes observations s'accordent avec celles de M. CRUVEILHIER.

Scorbutiques entrés à l'Hôpital du Bagne.
(1848 A 1852.)

MOIS.	1848	1849	1850	1851	1852	1852. Total des entrants par mois.	1852. Total des Scorbutiques par mois.
Janvier....	14	14	40	31	50	160	50
Février....	29	13	39	24	43	153	43
Mars.	11	9	42	11	60	205	60
Avril......	13	11	36	17	55	184	55
Mai.	10	13	23	16	26	176	26
Juin.......	6	8	18	19	24	164	24
Juillet.	2	1	3	11	19	166	19
Août.	2	1	»	15	28	168	28
Septembre.	»	»	10	13	12	187	12
Octobre....	»	6	13	15	31	178	31
Novembre.	»	4	11	19	17	145	17
Décembre..	10	18	16	60	54	206	54
Totaux..	97	98	251	251	419	2092	419

L'effectif de la Chiourme était, au 1er Janvier
1848 de............... 2997
1849 de............... 2965
1850 de............... 2831
1851 de............... 2863
1852 de............... 2877
Il était au 1er Janvier
1853 de............... 2973
ainsi répartis :
Salle 1............... 689
— 2............... 680
— 3............... 692
— 4............... 744
— 5............... 168

Sur ces 2973, il y avait :
Malades à l'hôpital..... 171
Infirmiers employés aux hôpitaux.......... 124

Nombre des Scorbutiques fournis, en 1852 par les diverses salles du Bagne.
Salle 1. 106 sur 435 entrans.
— 2. 160 593 —
— 3. 94 434 —
— 4. 49 388 —
— 5. 3 242 —

Ainsi sur un total de 2092 hommes entrés à l'hôpital, on compte 419 scorbutiques.

Voici quelques-unes des observations que j'ai faites pendant cette période quinquennale :

1° *Taches scorbutiques :* — offrent deux formes principales, isolées ou réunies : *piqueté* et *suffusions* sanguines plus ou moins étendues, ou *ecchymoses* proprement dites ; — les taches peuvent se montrer presque partout, voire même, quoique rarement, aux conjonctives, aux paupières (surtout à l'inférieure), sur les points du corps qui sont déclives ou soumis à quelque pression, etc. ; mais leur siége de prédilection *est aux membres inférieurs*, sous forme de piqueté ou d'ecchymoses. J'ai vu assez fréquemment un simple piqueté sur leur face antérieure, tandis que de larges ecchymoses existaient sur la face postérieure, sur l'interne ; au creux du jarret ; autour des articulations du genou, du cou-de-pied, avec gonflement prononcé et douleurs articulaires. L'ecchymose de la région malléolaire externe peut s'étendre à la face dorsale du pied, avec ou sans déviation du pied en dedans.

2° *Gengivite* — plus fréquente depuis la fin de 1851 : — j'ai pu, toutefois, continuer à faire une remarque qui n'est peut-être pas dénuée d'intérêt, la voici : il existe, chez un certain nombre de scorbutiques, un contraste frappant, entre la présence de larges ecchymoses aux membres inférieurs, et l'état *normal* ou presque normal des gencives ; *vice versa*, en l'absence de toute ecchymose, les gencives peuvent être *fongueuses*, même *ulcérées*.

3° *Couleur de la peau :* — chez plusieurs malades, elle devient terreuse (à la face surtout), puis brunâtre ou noirâtre, et présente une certaine analogie avec la teinte de la période cyanique du choléra. — 4° *Etat de la peau, du tissu cellulaire sous-cutané,* etc (spécialement membres inférieurs) : — il y a bien plus souvent induration qu'œdème véritable — 5° *Souffle* dit carotidien, à double courant ; — paraissant et disparaissant par intervalles. Je m'abstiens, de même qu'à l'égard des autres symptômes, de citer les chiffres de fréquence *relative* ; ils varient trop suivant chaque année. — **CAUSES.** — On signale comme telles (et plusieurs de ces causes se retrouvent au Bagne) : une alimentation mauvaise ou qui laisse à désirer sous le rapport des conditions suivantes : *quantité, qualité, variété* ; l'humidité en général (plus spécialement le froid humide) ; l'exposition aux vicissitudes atmosphériques ; la tristesse, le découragement, etc. On doit sans doute tenir compte des causes diverses du scorbut, et ne pas attribuer à l'une d'elles un rôle exclusif ; mais leur puissance varie suivant les cas. Pour le Bagne, en effet, il semble difficile de ne pas accorder le premier rang à une alimentation peu réparatrice, uniforme ou très peu variée, à la privation de viande fraîche et de légumes verts. Quant aux autres conditions, degré d'humidité et de pureté de l'air ; degré d'élévation des salles au-dessus du niveau du sol, exposition favorable ou défavorable, etc., etc., je renvoie au plan, à la description de l'édifice, à l'art. *Étiologie*, pages 51, 52, enfin au tableau ci-dessus que j'ai dressé par mois, par années et par salles du Bagne.

Je n'ai pas voulu déduire du total des scorbutiques quelques hommes qui sont entrés plusieurs fois à l'Hôpital, dans le cours d'une année, pour la même affection ; parce qu'il aurait fallu, d'un autre côté, comprendre dans un total général, un bien plus grand nombre de condamnés qui sont restés au Bagne, quoiqu'étant atteints du *scorbut*. Il est inutile d'ajouter qu'on ne trouverait d'ailleurs, dans cette dernière catégorie, que des hommes peu gravement malades.

ANATOMIE PATHOLOGIQUE. — N'ayant rien noté de bien nouveau à l'égard des infiltrations sanguines des différents tissus, de l'état du sang, de la friabilité musculaire et autres altérations décrites partout, Je renvoie le lecteur aux art., des divers dict.; de FORGET (*Méd. Nav.* t. 2. p. 248) ; aux traités de LIND, de ROUPPE, etc. Je me borne à dire que j'ai rencontré du sang ou liquide ou en consistance de gelée de groseille, 4 fois dans les articulations fémoro-tibiales, et 3 fois dans les tibio-tarsiennes, des deux côtés. La synoviale était ordinairement tomenteuse, et offrait de petits mamelons plus ou moins rouges et plus ou moins saillants.

www.ingramcontent.com/pod-product-compliance
Ingram Content Group UK Ltd.
Pitfield, Milton Keynes, MK11 3LW, UK
UKHW020403230726
13925UKWH00003B/1236